C.H.BECK ■ WISSEN

in der Beck'schen Reihe

Eßstörungen beziehungsweise die unter diesem Begriff zu-sammengefaßten Krankheiten wie Magersucht, Freß-Brech-Sucht und Fettleibigkeit wurden gerade in den letzten Jahren immer häufiger. Dies muß auch als Folge der Lebensumstände unserer modernen Industriegesellschaft verstanden werden: Einerseits wird insbesondere für Frauen ein geradezu dog-matisches Schlankheitsideal vertreten. Andererseits stehen für praktisch jeden jederzeit Nahrungsmittel in unbegrenzter Menge zur Verfügung.

Ausgehend von den ernährungsphysiologischen, psychologi-schen und historischen Grundlagen erläutern Cuntz und Hillert die körperlichen und seelischen Vorgänge, die zu krankhaftem Eßverhalten führen, und stellen Wege dar, die aus dem Teufels-kreis der Eßstörungen herausführen. Ein Kapitel mit wichti-gen Adressen und Institutionen beschließt das Buch.

Dr. *Ulrich Cuntz* ist Facharzt für Innere Medizin und Diplom-psychologe. Er beschäftigt sich hauptsächlich mit den seelisch-körperlichen Vorgängen bei Eßstörungen.

Dr. Dr. *Andreas Hillert* ist Facharzt für Psychiatrie und Psycho-therapeut. Ihn interessieren vor allem die psychotherapeuti-schen und sozialmedizinischen Aspekte von Eßstörungen.

Beide Autoren sind Oberärzte an der Medizinisch-Psychoso-matischen Klinik Roseneck in Prien.

Ulrich Cuntz
Andreas Hillert

EßSTÖRUNGEN

Ursachen, Symptome, Therapien

Verlag C.H.Beck

Mit 4 Abbildungen

1. Auflage. 1998
2., aktualisierte Auflage. 2000

Dritte, aktualisierte Auflage. 2003

Originalausgabe
© Verlag C. H. Beck oHG, München 1998
Gesamtherstellung: Druckerei C. H. Beck, Nördlingen
Umschlagentwurf: Uwe Göbel, München
Printed in Germany
ISBN 3 406 46587 0

www.beck.de

Inhalt

Einleitung 7

I. Physiologische Bedingungen der Regulation
des Körpergewichts und des Eßverhaltens 9
   1. Bestandteile der Ernährung 9
   2. Eßstörungen:
      Körper und Seele im Ungleichgewicht 12
   3. Die „Set-point-Theorie":
      Wie wird unser Gewicht reguliert? 14
   4. Welches Gewicht ist „normal"? 18

II. Eßverhalten und Psyche: Wollen, Denken, Fühlen
und Ernährung 23
   1. Regulation des Energiehaushaltes über Hunger
      und Sättigung 24
   2. Regulation der Nahrungsaufnahme
      bei Eßstörungen 29
   3. Die „Fastenfalle" 36

III. Soziokulturelle Aspekte der Ernährung 39
   1. Kulturhistorische Grundlagen der Ernährung . . 39
   2. Die „richtige" Ernährung –
      Theorien im Wandel 40

IV. Eßstörungen: Grundlagen der Diagnostik und
Klassifikation 44

V. Magersucht – Anorexia nervosa 49
   1. Diagnostische Kriterien 49
   2. Anorexia nervosa aus der Sicht
      einer Betroffenen 50
   3. Das klinische Bild 51
   4. Geschichte eines Krankheitsbildes 53

| 5. Die Suche nach den Ursachen | 54 |
| 6. Krankheitsverlauf | 61 |

VI. Freß-Brech-Sucht – Bulimia nervosa ... 66

1. Diagnostische Kriterien	66
2. Bulimia nervosa aus der Sicht einer Betroffenen	67
3. Das klinische Bild	68
4. Von der Todsünde der Völlerei zur Freß-Brech-Sucht	70
5. Krankheitsverlauf	78

VII. Die Therapie von Anorexia und Bulimia nervosa ... 82

1. Grundlagen der psychotherapeutischen Behandlung von Eßstörungen	82
2. Welche Behandlung für welche Patientin?	87
3. Einleitung und Umsetzung von Veränderungen	90
4. Medikamentöse Therapie	103
5. Rückfallvorbeugung	105

VIII. Anorexia und Bulimia nervosa bei Männern ... 106

IX. Eßstörungen und Übergewicht (Adipositas) ... 108

1. Eßstörungen bei Übergewicht – Ist Übergewicht das Resultat gestörten Eßverhaltens?	109
2. Übergewicht und gesundheitliches Risiko	112
3. Psychosoziale Folgen des Übergewichts – Diskriminierung mit öffentlicher Beteiligung	115

X. Therapie des Übergewichts ... 118

| 1. Ist Übergewicht unheilbar? | 118 |
| 2. Gewichtsreduktion durch Regulation des Eßverhaltens – ein anderer Ansatz | 128 |

Literatur	131
Kontaktadressen und therapeutische Einrichtungen	132
Register	134

Einleitung

Im Bewußtsein der Öffentlichkeit und in den Medien nehmen Eßstörungen und die Diskussion um deren mögliche Ursachen gegenwärtig einen breiten Raum ein. Anorexia und Bulimia nervosa werden vornehmlich als „Nebenwirkung" einer Leistungsgesellschaft interpretiert, die die Betroffenen, in der Regel junge Frauen, durch zunehmende berufliche und private Anforderungen und ein dogmatisches Schlankheitsideal überfordert. Ungeachtet dieser kritischen Haltung werden in den Medien, insbesondere in Frauenzeitschriften, weiterhin Diätrichtlinien propagiert und Werbung für Diätprodukte gemacht. Zwischen Nahrungsüberangebot auf der einen und Schlankheitstips auf der anderen Seite fällt es immer schwerer, ein – was immer das ist – „natürliches", zumindest aber unverkrampftes Verhältnis zum Essen zu bewahren.

Vor diesem Hintergrund gibt es eine beträchtliche Grauzone zwischen „noch normalen" Eßproblemen und medizinisch manifesten Eßstörungen. Die Wissenschaft konnte in den vergangenen Jahren charakteristische, zumindest potentiell in eine Eßstörung führende problematische Ernährungsformen identifizieren. Leitsymptom ist hier das gezügelte Eßverhalten (*„restrained eating"*), wobei versucht wird, durch Einsparen von Nahrung bzw. Diätieren das Gewicht zu kontrollieren. Folgen sind zunehmende Unregelmäßigkeiten der Nahrungsaufnahme und die Neigung, etwa im Rahmen von „Heißhungerattacken", letztendlich erheblich mehr zu essen als beabsichtigt (*„binge eating"*). Diese Phänomene sind heute auch unter Gesunden weit verbreitet. Warum nur ein Bruchteil derer, die dem Schlankheitsideal nacheifern, schließlich eine manifeste Eßstörung entwickelt, welche genetischen, biographischen oder auch persönlichkeitsimmanenten Aspekte hier in prophylaktischer oder krankheitsfördernder Richtung mitentscheidend sind, ist bislang nur in Ansätzen bekannt. Dementsprechend geht die oft gestellte Frage nach *der* Ursache der Eßstörung eines Betroffenen an der höchst komplexen Realität vorbei.

Die Diagnose einer Eßstörung geht von der deskriptiv erfaßten Symptomatik aus. Dabei wird vorausgesetzt, daß diese Störung eine vitale Gefährdung oder zumindest erhebliche Einengung der Lebensperspektiven bedeutet. Neben dem Eßverhalten ist der oft überragende Stellenwert des Schlankheitsideales und die negative Bewertung des eigenen Körpers von diagnoseweisender Bedeutung. Eßstörungen entwickeln in ihrem Verlauf eine Eigengesetzlichkeit, die die Betroffenen in charakteristischer Art und Weise gefangenhalten. Nur ausnahmsweise gelingt es ihnen, spontan zu einem „normalen" Eßverhalten zurückzufinden. Ein von der Norm abweichendes Körpergewicht alleine ist kein hinreichender Grund, die Diagnose einer Eßstörung zu stellen; problematisches Eßverhalten kann aber erheblich zu Unter- oder Übergewicht beitragen.

Eines kann und will dieses Buch nicht sein: ein Therapieleitfaden für Betroffene. Wir hoffen, daß es dazu beiträgt, auch Nichtbetroffenen deutlich zu machen, welch komplexes und labiles Phänomen „normales" Eßverhalten ist. Wir freuen uns, wenn es uns gelungen sein sollte, dem Leser den multifaktoriellen Charakter der Eßstörungen nachvollziehbar darzulegen. Eßstörungen sind weder rein genetisch vererbte Erkrankungen noch der frustrane Versuch, eine an emotionaler Wärme arme Kindheit oder eine von Einsamkeit dominierte Lebenssituation zu kompensieren, noch „nur" die Weigerung junger Frauen, erwachsen zu werden. Eßstörungen sind für alle Beteiligten, vor allem aber für die Betroffenen selbst, eine Verstand, Wissen und Gefühl gleichermaßen herausfordernde Aufgabe. Trotz unvermeidlicher Frustrationen, zwischenzeitlicher Ängste und Hilflosigkeit sind die aus Eßstörungen resultierenden Probleme aufschlußreich und in wesentlichen Aspekten zumindest für die Mehrzahl der Betroffenen lösbar.

Die Kapitel I, II, IX und X stammen von Ulrich Cuntz, die Einführung sowie die Kapitel III bis VIII von Andreas Hillert.

Prien, im Frühjahr 1998   *Ulrich Cuntz und Andreas Hillert*

I. Physiologische Bedingungen der Regulation des Körpergewichts und des Eßverhaltens

Alles Leben auf der Erde benötigt Energie, die, von außen zugeführt, den Aufbau des Organismus und die Aufrechterhaltung des Stoffwechsels ermöglicht. Pflanzen können sie durch Photosynthese dem Sonnenlicht entnehmen. Tierisches Leben entzieht die Energie und die Baustoffe der Nahrung.

1. Bestandteile der Ernährung

Energieträger und Baustoffe in der Nahrung lassen sich in drei Klassen einteilen: in Kohlenhydrate, Eiweiße und Fette.

Kohlenhydrate kommen als Einfach-, Doppel- oder Vielfachzucker in der Natur vor. Die lateinische Bezeichnung „Kohlenhydrate" weist darauf hin, daß es sich hierbei um die Verbindung von Kohlenstoff und Wasser handelt. Die meisten Zucker enthalten entweder fünf oder sechs Kohlenstoffatome. Sie entstehen durch photosynthetische Nutzung der Sonnenenergie in pflanzlichen Organismen.

Einfachzucker können auf viele verschiedene Weisen zu Doppelzuckern oder langen Zuckerketten, den *komplexen Kohlenhydraten*, verbunden werden. Der Rüben- oder Rohrzucker ist beispielsweise ein Doppelzucker, bestehend aus einem Molekül Glukose (Traubenzucker) und einem Molekül Galaktose. Nur Einfach- und Doppelzucker schmecken süß, nicht jedoch die komplexen Kohlenhydrate, wie z.B. die Stärke, ein komplexes Kohlenhydrat, das aus weit mehr als 1 000 Glukosemolekülen bestehen kann. Sie findet sich in großen Mengen in Kartoffeln, Reis und Getreide, aber auch in vielen anderen pflanzlichen Nahrungsmitteln. Üblicherweise decken Menschen durch den Konsum von Stärke den Großteil ihres Kohlenhydratbedarfs. Nicht alle Kohlenhydrate sind für den Menschen verdaulich: Zellulose beispielsweise ist ein Bestandteil des Fasergerüstes, der als Ballaststoff unverdaut wieder ausgeschieden wird.

Der wichtigste Einfachzucker ist die *Glukose*: Die meisten Körperzellen sind durch ihre Enzymausstattung und Zellstrukturen auf die Aufnahme und Verbrennung von Glukose eingestellt, um ihre Funktion aufrechtzuerhalten. Der Körper muß also ständig dafür sorgen, daß den Zellen genügend Glukose zur Verfügung steht.

Glukose wird im menschlichen Körper als *Glykogen*, ein weiteres komplexes Kohlenhydrat, das sich vorwiegend in der Leber (maximal 100 g) und in geringerer Konzentration auch im Skelettmuskel (insgesamt zusätzlich etwa 200 g) findet, gespeichert. Bei einem *Brennwert von 4,1 kcal/g*, der dem Glykogen wie auch allen anderen Kohlenhydraten eigen ist, ergibt sich eine auf maximal 1 200–1 600 kcal beschränkte Speicherkapazität. Gesteuert durch die Hormone Insulin (Absenkung der Blutglukose, Einschleusung in die Zellen) und Glukagon (Anhebung der Blutglukose, Glykogenspaltung) regelt die Leber über ihre Glykogenspeicher den Blutglukosespiegel im gesunden Organismus in engen Grenzen.

Für Notzeiten wird überschüssige Energie in Form von Fetten in dafür spezialisierten Zellen gespeichert. *Fette* enthalten *pro Gramm 9,3 kcal* und erlauben es damit, gegenüber dem Glykogen die gleiche Menge Energie auf halbem Platz zu speichern; ein Kilogramm Fettgewebe kann ca. 7 000 kcal speichern.

Der tierische und menschliche Stoffwechsel kann Fette aus anderen Nahrungsbestandteilen aufbauen. Nur die sogenannten essentiellen, mehrfach ungesättigten Fettsäuren, die im Körper eine vitaminähnliche Funktion haben, können im menschlichen Körper nicht hergestellt werden und müssen von außen zugeführt werden. Eine weitgehend fettfreie Ernährung wäre für den Menschen jedoch kaum „genießbar" – Aromastoffe und Geschmacksträger sind in unserer Nahrung vorwiegend an Fette gebunden. Fettarme Ernährung, mag sie auch den Erfordernissen des Organismus genügen, wird also alles andere sein als ein „Genuß". Wer alle Fette einspart, um den Kaloriengehalt der Ernährung zu reduzieren, läuft Gefahr, den Geschmack und damit die Freude am Essen zu verlieren.

Fette können nicht zu Glukose, dem Hauptbrennstoff der Zellen, umgebaut werden. Um sie für den Körper vollständig verwertbar zu machen, müssen sie gemeinsam mit Kohlenhydraten verbrannt werden. Sind im Hungerzustand die begrenzten Glykogenvorräte des Körpers aufgebraucht, können die Fette nur noch unvollständig genutzt werden.

Die dritte Energieform sind die *Eiweiße*: Sie bestehen aus mehr als 20 verschiedenen Aminosäuren, die, in unterschiedlicher Reihenfolge aneinandergekettet, vielfältige Eiweißstoffe ergeben. In unserem Körper haben Eiweiße zahlreiche Funktionen: Sie sind Strukturbestandteile, z.B. in Haut und Haaren, sie können als Muskelfilamente Arbeit leisten, regulieren als Enzyme Stoffwechselvorgänge, dienen als Hormone und Transmitter der Koordination der Arbeit von Zellen, sind in Form der Immunglobuline Bestandteil der Körperabwehr und bilden so die Grundlage aller Lebensvorgänge.

Eiweiße haben mit *4,2 kcal/g* in etwa den gleichen Energiegehalt wie die Kohlenhydrate. Sie werden nur dann verbrannt, wenn der Körper ausreichend versorgt ist. Die Eiweißstrukturen des Körpers sind nicht als Energiereservoir konzipiert. Werden sie in Notzeiten oder bedingt durch Mangelernährung (z.B. bei Anorexia nervosa) abgebaut und verbrannt, ist damit auch immer ein Verlust an Funktions- und Leistungsfähigkeit bis hin zu lebensbedrohlichen Zuständen verbunden.

Von der *Deutschen Gesellschaft für Ernährung* wird empfohlen, etwa 50–55 % der Energie als Kohlenhydrate, 30–35 % als Fett und etwa 15–20 % als Eiweiß (mindestens 50 g/Tag) aufzunehmen.

Grund- und Arbeitsumsatz:
Wieviel Energie benötigt der Körper?
Auch in absoluter Ruhe verbrauchen Organe wie Gehirn, Herz, Leber und Nieren beträchtliche Mengen an Energie, um ihre Funktionsfähigkeit zu erhalten. Dieser Energiebedarf wird als „Grundumsatz" bezeichnet.

Der Grundumsatz ist abhängig von Alter, Geschlecht, Rasse, psychischer Verfassung und Körpertemperatur und wird durch verschiedene Hormone wie Adrenalin, Noradrenalin und das Schilddrüsenhormon Thyroxin verändert. Bei leichter körperlicher Belastung werden für den Grundumsatz etwa 60–70% der Nahrungskalorien verwendet.

Der Energiebedarf für den Grundumsatz läßt sich nach einer einfachen Formel auf etwa 25 kcal pro kg Körpergewicht schätzen. Bei leichter körperlicher Tätigkeit steigt der Energiebedarf auf 30–35 kcal/kg Körpergewicht und bei extremer sportlicher Betätigung auf 40–45 kcal/kg Körpergewicht. Frauen haben einen um etwa 20 % niedrigeren Grundumsatz. Durchschnittlich brauchen Männer etwa 2 400 kcal und Frauen etwa 2 000 kcal pro Tag.

2. Eßstörungen: Körper und Seele im Ungleichgewicht

Lebewesen sind auf ein stabiles inneres Milieu angewiesen. Änderungen von Körpertemperatur, Blut-pH (Säuregrad), Blutglukose, Kalium oder Calcium über enge Grenzen hinweg führen rasch zu lebensbedrohlichen Zuständen. Die Fähigkeit höherer Organismen, nach einer Störung des inneren Gleichgewichts den ursprünglichen Zustand wiederherzustellen, wird als *Homöostase* bezeichnet. Homöostase fordert die Existenz von Regelkreisen: Ein *Sensor*, z.B. die temperaturempfindlichen Zellen des Hypothalamus, meldet dem Organismus eine etwaige Abweichung des Istwertes vom Sollwert, worauf der Organismus über Rückkopplungsmechanismen den Sollwert wieder herstellt.

Vieles spricht dafür, daß auch das Körpergewicht Regulationsmechanismen unterliegt: Durchschnittlich schwankt das Körpergewicht des Menschen innerhalb von zehn Wochen nur um rund 0,6 %. Mit 60 Jahren wiegt ein Mensch im statistischen Mittel nur wenig mehr, als er mit 30 Jahren gewogen hat, d.h., jeder Erwachsene kann in ungefähr sein Körpergewicht im höheren Alter vorhersagen, in dem er zum heutigen Gewicht wenige Pfunde hinzuzählt. In den gleichen Jahren werden Tausende von Kalorien gegessen, von denen in der Regel nur wenige Promille gespeichert werden, d.h., die Nahrungsaufnahme entspricht über Jahre hinaus fast exakt der benötigten Energie.

Die Gewichtsunterschiede zwischen den Menschen sind dagegen beträchtlich. Entsprechend medizinischer Definition gilt eine Frau mit einer Körpergröße von 1,70 m als normalgewichtig, wenn sie zwischen 56 kg und 72 kg wiegt. Im Hungerzustand könnte die Frau selbst mit einem Gewicht von 30 kg noch überleben, während etwa 1 % der Frauen mit dieser Größe über 100 kg und damit mehr als dreimal soviel wiegen. Bei der Gewichtsregulation handelt es sich also offenbar um einen ganz besonderen Typus der Homöostase, bei dem sich die individuellen Sollwerte ganz erheblich unterscheiden können.

Erbanlage und Körpergewicht

Um abschätzen zu können, welchen Einfluß die Erbanlage, der Genotyp, und welchen Anteil die Umwelt am individuellen Erscheinungsbild, dem Phänotyp, haben, bedient sich die Humangenetik seit Jahrzehnten der gleichen Methodik: der Untersuchung von eineiigen, also bezüglich der Genausstattung identischen Zwillingen. Unterschiede zwischen eineiigen Zwillingen können somit nur durch Unterschiede in den Umweltbedingungen erklärt werden. In der Regel wachsen Zwillinge in vergleichbaren Verhältnissen auf, so daß ein ganz besonderes Interesse der Forschung denjenigen Zwillingen gilt, die in unterschiedlichen Familien aufwuchsen, unterschiedlich ernährt wurden und einen unterschiedlichen Bildungsstand erreichten.

Entsprechende Untersuchungen zeigen, daß der Einfluß der Vererbung auf das Körpergewicht unter den Bedingungen des kaum begrenzten Kalorienangebots der westlichen Industriestaaten höher ist als der der Umweltfaktoren. Die Tatsache, daß wir unter-, normal- oder übergewichtig sind, ist zu ca. 70 % durch unsere Chromosomen vorbestimmt und weit weniger durch die Besonderheiten unseres Eßverhaltens. Bei Frauen ist in allen Studien der relative Einfluß der Umwelt größer – ein Hinweis darauf, daß das *Körpergewicht von Frauen mehr durch soziale Einflüsse* bestimmt ist.

Eine nähere Analyse der Daten ergibt weitere interessante Aspekte: Wenn ein Zwilling übergewichtig ist, ist es der andere mit hoher Wahrscheinlichkeit auch; dennoch stimmen sie nur mäßig darin überein, wie ausgeprägt ihr Übergewicht ist. Je extremer das Gewicht ist, desto geringer die Übereinstimmung, desto höher sind damit die Anteile von falscher Ernährung, Bewegungsmangel, psychischen Einflüßen oder manifesten Eßstörungen. In unseren Erbanlagen ist offensichtlich eine Weichenstellung untergewichtig – normgewichtig – übergewichtig vorgesehen. Die Extreme des Gewichtsspektrums sind dagegen eher auf unsere Lebensbedingungen zurückzuführen.

Wir können sicher davon ausgehen, daß unser Körpergewicht nicht durch ein einzelnes Gen bestimmt ist, wie wir es bei manchen Erbkrankheiten finden, sondern durch das Zusammenwirken vieler einzelner Erbanlagen. Es ist bemerkenswert, auf wie viele Lebensbereiche genetische Anlagen Einfluß nehmen. So ist die Nahrungszusammensetzung nicht nur Ergebnis unserer geschmacklichen Präferenzen, es lassen sich Einflüsse des Erbgutes auf die Vorliebe für Kohlenhydrate oder Eiweiße in der Ernährung und für das Niveau körperlicher Aktivität nachweisen.

3. Die „Set-point-Theorie": Wie wird unser Gewicht reguliert?

Unser Körper setzt Grenzen für die Nahrungszufuhr, die wir in der Regel nicht auf Dauer überschreiten, und wacht gleichzeitig darüber, daß die Nahrungszufuhr ausreichend bleibt, er läßt uns das Gefühl, über Art, Menge und Zeitpunkt des Essens bestimmen zu können, und hält doch langfristig die Zügel.

Obwohl dies nie vollständig ausformuliert wurde, impliziert die Annahme eines regulierten Gewichtes folgende Grundsätze:

• Es gibt ein individuell und im Verlauf des Lebens variierendes *Sollgewicht eines jeden Menschen,* den sogenannten *set-*

point. Für die Höhe dieses Sollgewichtes dürfte die Erbanlage eine ganz wesentliche Rolle spielen. Andererseits ist jedoch auch anzunehmen, daß der set-point nicht vollständig unveränderlich ist und auch von Umwelteinflüßen abhängt.

- Wenn ein Mensch sein Sollgewicht wiegt, wird er, wenn er nach Hunger und Sättigung ißt, sein Gewicht langfristig nicht ändern. Andererseits werden *Gegenregulationsmaßnahmen* des Körpers eintreten, wenn er versucht, dieses Gewicht bewußt zu ändern, so daß das Sollgewicht wiederhergestellt wird. Ein Gewicht unterhalb des set-points ist nur durch dauerhafte diätetische Restriktion aufrechtzuerhalten und birgt die Gefahr des Auftretens von Eßstörungen.

- Der Körper verfügt über einen *Feedbackmechanismus*, der die Masse des vorhandenen Fettgewebes an das Gehirn „meldet", das dann Aktivitätsniveau, Grundumsatz und Eßverhalten so steuert, daß der set-point erreicht wird.

Ein wesentliches Element einer kompletten Set-point Theorie ist erst kürzlich bekannt geworden: Im Jahr 1994 berichteten amerikanische Forscher erstmals über einen genetischen Defekt bei Mäusen, der zu erheblichem Übergewicht führt. Dieser Defekt führt zur Bildung eines „falschen" Proteins im Fettgewebe der Mäuse. Substituiert man das intakte Protein, nehmen die Mäuse wieder ab. Bei diesem beispielhaften Einsatz moderner Genforschung wurde ein neues Hormon, das *Leptin* gefunden, das dem Gehirn Auskunft über die vorhandenen Fettvorräte gibt. Das Leptin ist auch beim Menschen nachweisbar und korreliert sehr gut mit der Masse an Fettgewebe. Man darf annehmen, daß das Leptin im menschlichen Körper die Rolle des lang gesuchten *Lipostats* spielt, also der Regelgröße, die über die Rückmeldung der im Körper vorhandenen Fettmengen an den Hypothalamus Stoffwechsel und Nahrungsaufnahme so regelt, daß das Gewicht bei gegebenen Umweltbedingungen konstant bleibt.

Ein weiteres gutes Argument für die Set-point-Theorie wurde kürzlich (1995) von Rudolph Leibel von der Rockefeller-Universität in New York vorgelegt: In einer methodisch überzeugenden Studie ließ er 41 norm- und übergewichtige Versuchspersonen, die vorher über lange Zeit ein stabiles Gewicht hatten, willkürlich ihr Gewicht nach oben und unten um jeweils 10 % ändern. Der Energieverbrauch dieser Menschen stieg ganz erheblich an, als sie versuchten, ihr Gewicht zu steigern, und zwar um deutlich mehr, als man es aufgrund der größeren Körpermasse hätte vermuten können. Umgekehrt fiel der Energieverbrauch bei Absenken des Gewichtes enorm ab. Diese Veränderungen des Stoffwechsels stellen eine eindeutige Gegenregulation dar, die geeignet ist, das ursprüngliche Gewicht wieder herzustellen. Dies galt in gleicher Weise für die übergewichtigen wie für die normalgewichtigen Versuchspersonen, woraus man schließen kann, daß auch das hohe Gewicht der Übergewichtigen geregelt ist und durch Gegenmaßnahmen gegen Veränderung verteidigt wird.

Ist Körpergewicht ernährungsabhängig?
Daß Änderungen des Körpergewichts von der Zusammensetzung der Nahrung abhängen, scheint eine Selbstverständlichkeit zu sein. In Anbetracht der offensichtlich wesentlichen Bedeutung der Gene für das Körpergewicht ist die Frage, welchen Einfluß die Art der Ernährung auf das Körpergewicht nimmt, jedoch keineswegs trivial.

In aller Regel wird Gewichtszunahme durch eine Hyperphagie erzeugt, d. h., es wird mehr gegessen, als der Körper benötigt. Da manche Nahrungsbestandteile durch den Stoffwechsel eher zu Fettgewebe umgewandelt werden als andere, kann eine Gewichtszunahme auch bei nicht veränderter Kalorienaufnahme aus der Art der Nahrungszusammensetzung resultieren.

Zunächst liegt es nahe, anzunehmen, daß die *Schmackhaftigkeit von Speisen* ein wesentliches Moment ist, das die Kalorienaufnahme lenkt. Eine schnell zubereitete Mahlzeit aus der Konserve reizt sicherlich weit weniger zum Essen als ein Menü in einem Spitzenrestaurant. Führt schmackhaftes Essen aber notwendigerweise zu Übergewicht?

Im Tierexperiment lassen sich Rückschlüsse auf die Schmack-haftigkeit des Futters dadurch ziehen, daß den Tieren (in aller Regel Ratten) verschiedene Speisen zur Auswahl gegeben werden. Von den präferierten Speiseangeboten kann man an-nehmen, daß sie schmackhaft sind. Ernährt man Ratten da-mit, so resultiert keineswegs in allen Fällen eine Zunahme der Kalorienzufuhr. Allerdings ergibt sich das Problem, daß Rat-ten (wie auch Menschen?) häufig Speisen auswählen, die ei-nen hohen Fettgehalt aufweisen und damit hochkalorisch sind, eine etwaige Gewichtszunahme also auch durch den höheren Kaloriengehalt vergleichbarer Nahrungsmengen erklärt werden könnte.

Süße Speisen gelten als Fettmacher, und so wird auch der *Zuckergehalt* der Ernährung für Gewichtszunahme verant-wortlich gemacht. Ratten, denen zusätzlich zu ihrem Futter Zuckerlösungen angeboten werden, nehmen durchschnittlich etwa 20 % mehr Kalorien auf als diejenigen Tiere, die nur ihr Standardfutter fressen; Gewichtszunahme ist die Folge. Die Frage, ob der süße Geschmack des Zuckers der Schlüssel für das vermehrte Essen ist, hat die Forscher zu sehr komplexen Versuchsanordnungen veranlaßt. Als Fazit kann gelten, daß nicht der Geschmack des Zuckers, sondern die Auswirkungen bei der Verdauung von Kohlenhydraten der Grund sind, war-um Kohlenhydrate und Zucker bevorzugt werden. Ratten ler-nen auch, Geschmacksrichtungen auszuwählen, die sie vorher gemieden haben, wenn sie regelmäßig mit der Fütterung von Kohlenhydraten assoziiert sind.

Deutlicher noch entwickelt sich Übergewicht, wenn Ratten sehr *fetthaltige Nahrung* angeboten wird. Hier ist das Über-gewicht nur zu einem Teil die Folge einer vermehrten Auf-nahme von Kalorien, zum anderen Teil rührt es von dem ge-ringen Stoffwechselaufwand her, der erforderlich ist, um Nahrungsfette in Fettgewebe umzuwandeln. Der Grad der Adipositas, der so erzeugt werden kann, ist bei bestimmten Rattenstämmen extrem und übertrifft das Übergewicht durch Kohlenhydratfütterung bei weitem.

Die menschliche Ernährung der industrialisierten Welt

zeichnet sich nicht nur durch hohen Fett- und Kohlenhydratgehalt aus, sie ist vor allem *vielseitig* und bietet unterschiedlichste Speisen zur Auswahl. Werden Ratten mit sogenannten *Cafeteria-Diäten* gefüttert, bei denen eine große Speiseauswahl mit viel Abwechslung, aber immer hohem Kaloriengehalt angeboten wird, so läßt sich Übergewicht selbst bei solchen Rattenstämmen erzeugen, die unter Fettfütterung noch normalgewichtig blieben. Der Anreiz zu essen, steigt ganz offensichtlich durch die Auswahl und die abwechslungsreiche Kost.

Überträgt man die tierexperimentellen Ergebnisse auf die heutige Ernährung in Deutschland, so wird klar, in welch hohem Maße sie zu Übergewicht prädisponiert. Sie ist abwechslungsreich, weist einen hohen Kohlenhydratanteil und vor allem einen sehr hohen Fettgehalt auf. Dagegen ist der Anteil von Ballaststoffen eher gering. Die deutsche Kost scheint besonders gewichtsfördernd zu sein: Die Deutschen sind im Durchschnittsgewicht führend auf der Welt.

4. Welches Gewicht ist „normal"?

Bei der Beschäftigung mit Eßstörungen geht es immer wieder um die Frage, wann ist ein Mensch untergewichtig, wann krankhaft übergewichtig; wer hat „normales" oder gar „ideales" Gewicht? Auf diese Frage gibt es sicherlich die unterschiedlichsten Antworten, je nachdem ob kulturelle, ästhetische, schichtspezifische oder berufsrollenspezifische (von der Ballettänzerin zum Sumo-Ringer) Kriterien zugrunde gelegt werden. Wir interessieren uns hier für die medizinische Sicht des „normalen" Gewichts.

Eine brauchbare Orientierungsgröße für Körpergewicht muß sich immer auf die jeweilige Körpergröße beziehen. Für die Definition von „Normalgewicht" bieten sich drei unterschiedliche Bezugsgrößen an:

- Die, *Gewichtsverteilung* in der Bevölkerung: Normalgewichtig sind diejenigen, die so viel wiegen wie der Durchschnitt der Bevölkerung.

- Die *Körperfettmassen*: Normalgewicht besteht dann, wenn Fettzellen und fettfreie Körpermasse in einem günstigen Verhältnis zueinander stehen.
- Das *gesundheitliche Risiko*: Normalgewicht besteht dann, wenn aus Über- oder Untergewicht keine Gefahr für die Gesundheit resultiert.

Um es vorwegzunehmen: Keines der drei Kriterien läßt für sich allein genommen die Angabe von Richtgrößen für das Gewicht zu. Die Bezugnahme auf die statistische Gewichtsverteilung muß einerseits der erheblichen Streuung des Körpergewichts Rechnung tragen, wodurch für die Grenzen des Normalen letztlich harte Kriterien fehlen, und impliziert andererseits den Verzicht auf die Möglichkeit der gesundheitspolitischen Vorgabe von Zielgrößen.

Männer, die mehr als 25 %, und Frauen, die mehr als 35 % Fettanteil haben, gelten als adipös. Strenggenommen muß zwischen Übergewicht mit vorwiegender Vermehrung von Muskelgewebe, wie wir es bei manchen Sportlern finden, und Adipositas unterschieden werden. Die Unterscheidung zwischen Fettgewebe und fettfreier Körpermasse ist aber erst mit apparativen Untersuchungsmethoden möglich und allein aus der Kenntnis von Körpergröße und Gewicht nur ungefähr zu schätzen.

Die Menschen unterscheiden sich sehr stark bezüglich ihres prozentualen Fettanteils. Werden bei Untergewicht die Fettreserven bis auf etwa 2 % Gewichtsanteil aufgebraucht, kann das Fettgewebe bei extremem Übergewicht bis zu 70 % des Körpergewichts wiegen. Das gesundheitliche Risiko steigt parallel mit dem Anteil an Körperfett und mit dem Körpergewicht bei gegebener Körpergröße an. Diese Tatsache erlaubt dennoch die Festlegung von Gewichtsgrenzen nur mit Einschränkung: Gesundheitliche Risiken resultieren aus einer Reihe von Stoffwechselveränderungen, die mit Übergewicht assoziieren, aber keine notwendige Folge von Übergewicht sind. Damit sind Aussagen zu einer gesundheitlichen Gefährdung bei Übergewicht relativ und durch eine Reihe weiterer unabhängiger Kriterien bedingt.

Eine immer noch häufig angewendete Formel ist die Berechnung von Normal- und Idealgewicht nach dem französischen Chirurgen und Anthropologen Paul Broca aus dem 19. Jahrhundert. Normalgewichtig ist derjenige Erwachsene, der in Kilogramm so viel wiegt, wie er in Zentimeter größer ist als ein Meter. Von diesen so errechneten Werten werden für den Mann 10 % und für die Frau 15 % abgezogen, um das Idealgewicht zu errechnen. Der Quotient aus dem gemessenen Gewicht und dem so errechneten Normalgewicht wird als *Broca-Index* bezeichnet. Da sich der Broca-Index sehr einfach errechnen läßt, ist er immer noch gebräuchlich, obwohl er Fettanteil und Gesundheitsrisiko je nach Körpergröße sehr unterschiedlich genau angibt.

Heute ist für wissenschaftliche Zwecke der *Body-mass-Index* (BMI) üblich. Er wird errechnet, indem man das Körpergewicht in Kilogramm durch das Quadrat der Körpergröße in Metern dividiert (Abb. 1).

Aufgrund von Lebensversicherungsstatistiken ist schon lange bekannt, daß mit zunehmendem Gewicht das Risiko für Erkrankungen steigt und die Lebenserwartung sinkt. Bei über vier Millionen erfaßten Versicherungsnehmern waren die Ergebnisse zwar eindeutig, jedoch wissenschaftlich angreifbar, da die untersuchten Stichproben nicht repräsentativ für die Gesamtbevölkerung waren. Epidemiologische Untersuchungen, die repräsentativ für die Gesamtbevölkerung sind, sind sehr aufwendig, da die Einschränkung der Lebenserwartung erst nachweisbar wird, wenn große Stichproben (> 5 000) über lange Zeiträume (> 5 Jahre) hinweg untersucht werden. In allen Studien, die diesen Ansprüchen genügen, zeigt sich ein deutlicher Abfall der Lebenserwartung bei höherem Gewicht, der in etwa ab einem BMI von 25 beginnt (vgl. Kapitel VIII). Der Idealwert für den BMI steigt mit dem Lebensalter: Während beispielsweise Männer im fünften Lebensjahrzehnt die längste Lebenserwartung bei einem BMI von 23 haben, liegt der Idealwert im siebten Jahrzehnt bei 26,6.

Im Bevölkerungsdurchschnitt gilt ein BMI von 20 bis 25 als Normalwert. 12 % der Frauen und 4 % der Männer in

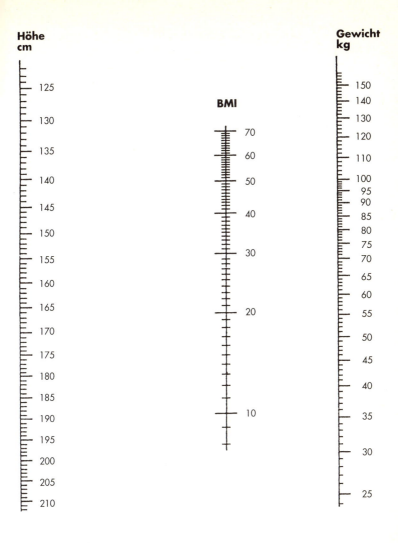

Abb. 1: Nomogramm zur Bestimmung des „Body-mass-Index" (BMI). Legen Sie ein Lineal durch das Nomogramm und verbinden Sie auf den Skalen Ihr persönliches Gewicht und Ihre Körpergröße. Im Schnittpunkt mit der mittleren Skala können Sie Ihren BMI ablesen.

Deutschland haben BMI-Werte unter 20 und fallen dementsprechend in den Bereich des Untergewichts. Es gilt bisher als ungeklärt, ob Untergewicht mit einem erhöhten gesundheitlichen Risiko einhergeht. In einigen epidemiologischen Untersuchungen wurde eine U- oder J-förmige Mortalitätskurve gefunden, d. h. eine Kurve, die die niedrigsten Werte im Bereich des Normalgewichts von BMI 20 bis 25 hat und bei der die Sterblichkeit sowohl für Übergewicht als auch für Untergewicht deutlich ansteigt. Untergewicht tritt allerdings gehäuft bei schweren körperlichen Erkrankungen auf, und die erhöhte Sterblichkeit ist in diesen Fällen Folge der Erkrankung und nicht Folge des Untergewichts. Unzweifelhaft ist die Mortalität bei Anorexia nervosa (definitionsgemäß unter 17,5 BMI) gegenüber Vergleichspopulationen (je nach Untersuchung bis zu 20 % – vgl. Kapitel V) ganz erheblich erhöht. Da sich in diesem Gewichtsbereich zwar etwa 5 % der 15–19jährigen Frauen, aber nur 0,5 % der Bevölkerung finden, ist eine verläßliche epidemiologische Aussage für diesen kleinen Bevölkerungsanteil schwierig.

II. Eßverhalten und Psyche:
Wollen, Denken, Fühlen und Ernährung

Ausreichende Ernährung ist existentielle Bedingung tierischen und menschlichen Lebens. Wollen, Denken und Fühlen sind notwendigerweise in hohem Maße mit diesem Grundbedürfnis verflochten. Ein Mangel an Nahrung wird durch das Gefühl des „Hungers" signalisiert, der Mensch beginnt an Essen zu denken, der Duft oder der Anblick von Speisen wecken das Verlangen zu essen; je ausgeprägter der Nahrungsmangel, je hungriger der Mensch ist, desto mehr wird sein Verhalten von der Nahrungssuche oder -aufnahme bestimmt. Das Gefühl der Sättigung schützt vor Überladung mit Nährstoffen oder vor einer Schädigung der Verdauungsorgane durch zu große Nahrungsmengen. Erregungsniveau, Stimmungen und Empfänglichkeit für Außenreize werden durch den jeweiligen Sättigungsgrad deutlich, wenngleich auch individuell verschieden beeinflußt.

Während die Grundbedürfnisse nach Sauerstoff und Wasser dem Körper sehr enge Grenzen stecken, die er nicht überschreiten kann, ist die Nahrungszufuhr viel mehr von Umgebungsbedingungen abhängig. Mensch und Tier können die Nahrungsaufnahme aufschieben, wenn die Umgebungsbedingungen ungünstig sind; in Zeiten des Überflusses wird der „Winterspeck" angegessen, der in Notzeiten die ausreichende Versorgung mit Nährstoffen sicherstellt. Durch die – wenn auch begrenzt – bestehende Möglichkeit, den Magen auf Vorrat zu füllen und Nährstoffe in Leber, Muskel und vor allem im Fettgewebe zu speichern, kann der Mensch frei entscheiden, wann der geeignete Zeitpunkt für die Mahlzeit ist. Gleichzeitig läßt diese relative Freiheit in der Befriedigung dieses Grundbedürfnisses vielerlei Einflüsse auf die Nahrungsaufnahme zu, durch die Essen weit mehr wird, als nur ein Ausgleich körperlichen Mangels. Wieviel, was, wo und wann man ißt, hängt ab vom Gesundheitszustand, von persönlichen Einstellungen, Gewohnheiten und Vorlieben, vom Gefühlszustand, vom soziokulturellen Hintergrund, von der Jahreszeit und Umgebungstemperatur, vom Nahrungsangebot und der sozialen Gemeinschaft. So vielfältig die Anpassungsmöglichkeiten für die Nahrungsaufnahme sind, so vielfältig sind auch die Störeinflüsse auf Hunger und Sättigung sowie das Eßverhalten.

Das menschliche Eßverhalten ist äußerst komplex gesteuert und weist multiple Beziehungen zur Gefühlswelt, zu kognitiven Einstellungen und Überzeugungen, zur jeweiligen sozialen Situation des Menschen, kurz zur Psyche auf, so daß jeder Versuch der Beschreibung dieses Beziehungsgeflechtes notwendig vereinfachen muß.

Wir wollen im folgenden Kapitel nur einige Aspekte näher beleuchten:

• Welche Informationen erhält das Gehirn und damit die Psyche über den Ernährungszustand des Körpers?
• Welche Gehirnregionen steuern Hunger und Sättigung?
• Wie läßt sich die Störung von Hunger und Sättigung bei Anorexie und Bulimie beschreiben?
• Wie interagiert die willentliche Beeinflußung der Nahrungszufuhr mit den physiologischen Mechanismen?
• Wie bestimmen Umwelteinflüße und Emotionen das Essen?
• Wie wirkt sich eine Störung der Nahrungszufuhr auf die Psyche aus?

1. Regulation des Energiehaushaltes über Hunger und Sättigung

Hunger und Sättigung –
Psychisches Korrelat des körperlichen Ernährungszustandes
Hunger kann verstanden werden als Nährstoffmangel und dem daraus entstehenden Verlangen nach Nahrung, Sättigung dagegen als die Beendigung des Essens nach ausreichender Nahrungsaufnahme. Hunger und Sättigung lassen sich vereinfachend als Kontinuum darstellen, in dem alle Zwischenzustände möglich sind. Damit lassen sich die Mechanismen von Hunger und Sättigung gemeinsam nach drei hinsichtlich des zeitlichen Bezugs zu den Mahlzeiten unterschiedlichen Aspekten betrachten.

1. *Kurzfristige Regulation*: Sättigung entsteht im Verlauf einer Mahlzeit meistens bereits schon dann, wenn die Verdauung gerade erst beginnt.
2. *Mittelfristige Regulation*: Sättigung bleibt auch dann bestehen, wenn sich Magen und Darm bereits geleert haben. Hunger tritt erst wieder nach Stunden auf.
3. *Langfristige Regulation*: Hunger und Sättigung regeln die Nahrungszufuhr so, daß das Gewicht konstant bleibt, die Nahrungszufuhr also den Bedürfnissen des Organismus auch langfristig entspricht.

Kurzfristige Regulation während der Nahrungsaufnahme: Als Gefühl projizieren wir Hunger und Sättigung in die Magengegend.

Hunde, deren Speiseröhre durchtrennt wurde, beenden ihre Mahlzeiten, obwohl sich der Magen nicht füllt und der Nährstoffbedarf nicht befriedigt wird. Sie essen allerdings deutlich mehr und länger als die normalen Hunde. Sie fangen bald nach Beendigung einer Mahlzeit mit der nächsten wieder an, die nicht beeinflußt ist durch die Größe der „Scheinfütterung". Das Kauen und Schlucken von Futter allein verursacht eine erst sehr spät einsetzende und kurz anhaltende „Sättigung".

Wird bei Hunden der Magen unter Umgehung des Mundes und der Speiseröhre gefüllt, so übt die *Dehnung der Magenwand*, z.B. durch einen Magenballon oder durch einen kalorienfreien Brei, kaum eine Wirkung auf das Eßverhalten der Tiere aus, es sei denn, der Magen wird extrem gedehnt. Dagegen führt das Füllen des Magens durch *kalorienhaltige Nahrung*, z.B. Milch, zu einer Beendigung des Fressens.

Dieses läßt darauf schließen, daß Rezeptoren in der Magen- und Darmwand den Nährstoffgehalt des Speisebreis registrieren, so daß Sättigung eintritt, wenn hochkalorische Nahrung aufgenommen wird, während die Sättigung durch kalorienfreie Ernährung unvollständig bleibt. Entsprechend der Menge an verdaulichem Mageninhalt werden verschiedene Darmpeptide, also Hormone, die die Funktion der Verdauungsdrüsen und die Peristaltik und damit die Entleerung von Magen und Darm regeln, freigesetzt. In ihrem Zusammenspiel steuern diese Peptide auch die Nahrungsaufnahme. Von besonderer Bedeutung ist hierbei das *Cholezystokinin*, das die Magenentleerung über die Kontraktion des Magenpförtners hemmt und gleichzeitig die Sekretion von Verdauungssäften aus der Bauchspeicheldrüse und die Entleerung der Gallenblase stimuliert.

Mittelfristige Regulation: Je nach Zusammensetzung der Mahlzeit ist der Magen nach etwa ein bis zwei Stunden geleert. In der Regel setzt das Hungergefühl jedoch erst wesentlich später wieder ein. Im Leerzustand des Magens treten besonders kräftige Magenkontraktionen auf, die lange Zeit als Auslöser des Hungergefühls gehalten wurden. Allerdings ist nach operativer Durchtrennung der Magennerven oder gar durch die Entfernung des Magens keine wesentliche Störung des Hungergefühls zu beobachten. Die Rolle der Magenentleerung dürfte eine ähnlich untergeordnete Rolle bei der Regulation der Nahrungsaufnahme spielen wie die Magendehnung.

Physiologisches Ziel der Nahrungsaufnahme ist die Bereitstellung von Brennstoffen (s. Kap. I) für den Zellstoffwechsel. Die Vermutung liegt nahe, daß Hunger ein Absinken der Konzentration der *im Blut zirkulierenden Brennstoffe* anzeigt. Wird bei Ratten der Blutkreislauf unter Umgehung der Bauchorgane mit Nährstoffen versorgt, so essen diese Ratten erheblich weniger, was bestätigt, daß der Körper über Rezeptoren, also Fühler für zumindest einzelne der Nährstoffe verfügen muß.

Die Aufrechterhaltung eines ausreichenden Blutglukosespiegels ist für den Menschen lebenswichtig. Das Gefühl des Hungers entsteht, wenn den Zellen nicht mehr genügend Glukose zur Verfügung steht. Spezialisierte Zellen im Zwischenhirn registrieren die *Verfügbarkeit der Glukose* (d. h. nicht nur die Höhe des Blutzuckerspiegels, sondern auch die durch Insulinwirkung ermöglichte Aufnahme der Glukose in die Zelle) und lösen bei Mangel ein Hungergefühl aus. Ähnliche Steuerungsmechanismen werden für die *Aminosäuren* vermutet.

Langfristige Regulation: Die Nahrungszufuhr ist so geregelt, daß das Körpergewicht in aller Regel konstant bleibt und dementsprechend sich die Masse der Fettzellen nur wenig ändert. In Tierexperimenten wurde vielfach gezeigt, daß parallel zu einer erzwungenen Gewichtsabnahme der Appetit so lange steigt, bis das ursprüngliche Gewicht wieder erreicht wird. Überschüssige Energie wird als Fettgewebe gespeichert. Lange Zeit wurde nach einem sogenannten Lipostaten gesucht, der die Körperfettmenge regelt. Mit der Entdeckung des Leptins scheint man dieser Frage ein ganz erhebliches Stück näher gekommen zu sein. Leptin wird von den Fettzellen entsprechend der in ihnen gespeicherten Fettmenge produziert und beeinflußt nicht nur das Eßverhalten, sondern über die Insulinwirkung auch ganz erheblich den Stoffwechsel.

Steuerzentralen der Nahrungsaufnahme im Gehirn
Im Hypothalamus, einer phylogenetisch älteren, d.h. auch bei niederen Tieren in analoger Weise vorhandenen Gehirnregion, werden die Informationen über den Ernährungszustand, über Konzentration von Nährstoffen und Hormonen integriert und in komplexe Verhaltensdispositionen umgesetzt.

Der *Hypothalamus* befindet sich zwischen Großhirn und Mittelhirn und hat eine sehr enge lokale und funktionelle Beziehung sowohl zur *Hypophyse*, die übergeordnet die Funktion verschiedenster Drüsen im Körper reguliert, sowie zum *limbischen System*, das als Regulationszentrum für Gefühlszustände gilt. Wir finden hier unter anderem Kernregionen, die für die Regulation der Körpertemperatur verantwortlich sind und die den Wasserhaushalt regeln, neben anderen, die als Integrationszentren für elementare Verhaltensweisen wie Abwehrverhalten, reproduktives Sexualverhalten und eben auch Freßverhalten fungieren. Als „Hungerzentrum" gilt der hinten und seitlich gelegene dorsolaterale Hypothalamus, als „Sättigungszentrum" der vorne in der Mitte gelegene ventromediale Hypothalamus.

Wird in beiden Gehirnhälften das *Sättigungszentrum* zerstört, beginnen die Versuchstiere vermehrt zu essen, und zwar so lange, bis ein höheres Gewicht erreicht wird. Bei diesem Gewicht normalisiert sich das Eßverhalten. Gleichzeitig wird der Stoffwechsel so umgestellt, daß Tiere mit Läsionen des ventromedialen Hypothalamus vermehrt Fett speichern und weniger Energie verbrennen, mithin schneller an Gewicht zunehmen als vergleichbare Tiere ohne diese Läsionen. Man muß daher annehmen, daß dieser Teil des Hypothalamus eher für die langfristige Kontrolle des Eßverhaltens verantwortlich ist und wesentlichen Anteil an der Gewichtsregulation hat. Wird der dorsolaterale Hypothalamus, also das *Hungerzentrum*, zerstört, so hören die Versuchstiere auf zu essen und auch zu trinken. Gleichzeitig werden sie apathisch, reagieren nur verlangsamt auf Umweltreize und schränken die Körperbewegungen ein. Die Reizung dieser Kernregion führt nicht nur zur Nahrungsaufnahme, sondern auch zu einer allgemeinen Aktivierung. Es wurden zwischenzeitlich auch andere Gehirnregionen bekannt, die die Nahrungsaufnahme regeln und modulieren. Die Auffassung, der Hypothalamus sei die einzige Kernregion, die Eßverhalten und Körpergewicht beeinflußt, ist mittlerweile überholt, wobei allerdings die Vielzahl der funktionellen Verbindungen des Hypothalamus zu anderen Hirnzentren seine zentrale Bedeutung unterstreicht (Abb. 2).

Die Nahrungsaufnahme kann die Gefühlslage auch über die Nahrungsbestandteile beeinflußen. Dies sei am Beispiel des *Serotonins*, einem der überaus zahlreichen Überträgerstoffe des Gehirns demonstriert: Serotonin wird aus der in der Nahrung enthaltenen Aminosäure Tryptophan erzeugt. Kohlenhydratreiche Ernährung führt zu einer Ausschüttung des Bauchspeicheldrüsenhormons Insulin, das seinerseits wieder die Serotoninspiegel anhebt. Über verschiedene Rezeptoren im Gehirn bewirkt Serotonin einen Zustand der Entspannung und der Stimmungsaufhellung. Ein Abfall der Serotoninspiegel im Hungerzustand oder auch durch eine einseitige kohlenhydratarme Ernährung macht dagegen depressiv. Unter normalen Umständen unterliegen Ort, Zeitpunkt und äußere Bedingungen der Essensaufnahme einer willkürlichen Entscheidung. Die über einen längeren Zeitpunkt aufgenommene Nahrungsmenge wird jedoch von Hirnregionen, die nicht einer willkürlichen Kontrolle unterliegen, bestimmt.

Vereinfachtes Modell der Regulation von Hunger und Sättigung

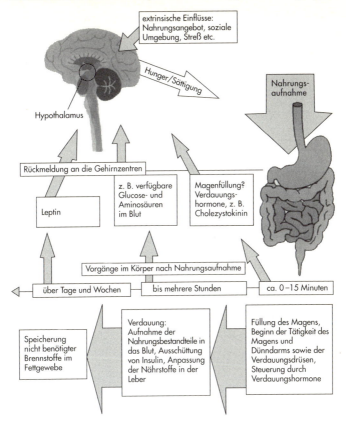

Abb. 2: Hypothalamische Regulation von Hunger und Sättigung (vereinfachtes Modell der Regulation von Hunger und Sättigung)

2. Regulation der Nahrungsaufnahme bei Eßstörungen

*Gestörter Hunger, gestörte Sättigung,
gestörte Nahrungsaufnahme*
Bei Anorexiepatientinnen steht der geringe Antrieb zu essen in ganz offensichtlichem Widerspruch zum tatsächlichen Nah-

rungsbedarf. Nehmen sie eine Mahlzeit zu sich, tritt schon nach wenigen Bissen ein Völlegefühl ein, so daß die aufgenommene Nahrungsmenge, weit unter dem tatsächlichen Kalorienbedarf bleibt. Im Gegensatz dazu beschreiben Bulimiepatientinnen häufig schon relativ kurz nach der Beendigung einer Mahlzeit einen erneuten Drang zu essen. Bei Eßanfällen können sie bis zu 10 000 kcal zu sich nehmen und damit weit mehr, als eine Normalperson pro Tag benötigt. Die Nahrungsaufnahme wird erst sehr spät durch ein Sättigungsgefühl beendet. Charakteristisch für beide Störungen ist die erhebliche Diskrepanz von gefühlsmäßiger Regulation der Nahrungsaufnahme und physiologischem Bedarf des Organismus.

In experimentellen Settings wurde versucht, Hunger und Sättigung ohne Information über die tatsächlich aufgenommene Nahrungsmenge einschätzen zu lassen, um eine bewußte Steuerung der Nahrungsmenge auszuschließen. Dies wird durch eine Versuchsanordnung erreicht, bei der Nahrungsbrei über einen Schlauch aus einem nicht einsehbaren Behälter aufgenommen wird.

Erwartungsgemäß ist der Hunger bei gesunden Versuchspersonen vor der Nahrungsaufnahme am größten und sinkt im Verlauf der Mahlzeit ab; die Sättigungskurve nimmt einen gegensätzlichen Verlauf: Sie steigt während der Mahlzeit an und überkreuzt die Hungerkurve; am Ende der Mahlzeit ist die Sättigung maximal. Anorexiepatientinnen geben bereits bei Beginn der Mahlzeit Sättigung an, und die Sättigungskurve steigt dementsprechend während der Mahlzeit nur flach an. Die Bulimiepatientinnen zeigen kaum eine Änderung ihrer Hungerkurve; sie sind hungrig bei Beginn der Mahlzeit und bleiben dies auch nach Beendigung. Entsprechend steigt auch hier der Grad der Sättigung kaum an.

Auch nach Behandlung und Gewichtsnormalisierung bleibt die Wahrnehmung von Hunger und Sättigung bei den bulimischen Patientinnen gestört. Dies gibt einen Hinweis darauf, daß die Empfindung von Hunger und Sättigung möglicherweise der manifesten Erkrankung bereits vorausgeht. (Diese Annahme ist bisher jedoch unbestätigt, da es nicht möglich ist, die späteren Eßstörungspatientinnen bereits vor ihrer Erkrankung zu identifizieren.)

Eine auch für die klinische Praxis wichtige Implikation aus solchen Experimenten betrifft die Nahrungszusammensetzung. Im Vergleich zu gesunden Kontrollpersonen und Anorexiepatientinnen empfinden Bulimiepatientinnen vermehrt Hunger, und die Sättigung setzt später ein, wenn ihnen Nahrung mit hohem Fettgehalt und niedrigem Kohlenhydratgehalt angeboten wird. Dementsprechend unterstützt ein ausreichend hoher Kohlenhydratgehalt der Ernährung die Wiederherstellung einer intakten Regulation der Nahrungsaufnahme.

Willentliche Begrenzung der Nahrungsaufnahme

Hunger und Sättigung stimmen die Nahrungsaufnahme mit den jeweiligen Bedürfnissen des Organismus ab. Sie sind jedoch keinesfalls ausreichend, um zu erklären, warum jemand ißt oder nicht ißt, welche Mengen er zu sich nimmt oder gar welche Nahrung er wählt. Hunger bedeutet nicht mehr als eine Verhaltensdisposition; je ausgeprägter der Hunger, desto wahrscheinlicher wird Eßverhalten. Allerdings kann über den Zeitpunkt der Nahrungsaufnahme auch bei starkem Hunger frei entschieden werden.

Großer Hunger oder vollständige Sättigung bestimmen in hohem Maße das Eßverhalten. In der Indifferenzzone zwischen Hunger und Sättigung, bestimmen dagegen externale Reize, emotionale Einflüße oder bewußte Lenkung das Eßverhalten. Ein verlockendes Nahrungsangebot, Enttäuschung, Langeweile oder das Drängen eines Gastgebers werden nur dann der Grund sein zu essen, wenn man nicht vollständig satt ist.

Peter Herman und Janet Polivy haben Anfang der 80er Jahre ein theoretisches Modell formuliert, das zunächst die Steuerung der Nahrungsaufnahme bei Adipösen erklären sollte, aber in gleicher Weise auch dazu geeignet ist, die Fehlregulation bei Bulimie verständlich zu machen.

Ausgangspunkt ihres Modells ist die Annahme, daß bei Übergewichtigen oder Eßstörungspatientinnen die Tendenz besteht, die Nahrungszufuhr bewußt zu begrenzen. Sie ignorieren dauerhaft ihr Hungergefühl, bis es erst bei immer höheren Graden von Nährstoffmangel wahrgenommen wird. Die bei Übergewichtigen in großen Mengen im Fettgewebe gespeicherte Energie schließt dabei keineswegs aus, daß es auch bei Übergewichtigen nach Nahrungskarenz zum Brennstoffmangel kommt, da die Blutglukosespiegel absinken und zudem das mobilisierte Fett nur unzureichend ohne Glukose genutzt werden kann.

Wird erst einmal eine Mahlzeit begonnen, so werden wegen des erheblichen Nährstoffmangels sehr große Nahrungsmengen aufgenommen. Die Betroffenen verlieren somit zunehmend das Gefühl für Sättigung, da sie sich an die großen Mahlzeiten gewöhnen.

Sowohl Hunger als auch Sättigung werden erst bei sehr starken Reizen empfunden, die Indifferenzzone zwischen Hunger und Sättigung wird also immer größer, mithin der Bereich in dem die Nahrungsaufnahme von anderen Einflüssen als Hunger und Sättigung abhängt.

Diätetische Einschränkung bedeutet, daß die Sättigungsgrenze ersetzt wird durch eine willentlich gesetzte, kognitive Grenze bei der die Nahrungsaufnahme beendet wird, bevor die Nährstoffdefizite ausgeglichen sind. Sowohl Bulimiepatientinnen als auch Übergewichtigen gelingt es nicht, sich dauerhaft an diese Diätgrenze zu halten. Wenn das Nährstoffdefizit zu groß oder die bewußte Kontrolle geschwächt wird, wird die Diätgrenze beim Essen überschritten, wobei dann, da ein adäquates Sättigungsgefühl fehlt, sehr große Mengen gegessen werden. Dieses Phänomen des momentanen Zusammenbruchs der willentlichen diätetischen Einschränkung wird als *Disinhibition* bezeichnet. Bulimiepatientinnen versuchen ihr Gewicht trotz der Eßanfälle durch anschließendes Erbrechen, durch Abführmittel oder exzessive körperliche Aktivität zu kontrollieren. Bei Adipösen führen dagegen die Eßanfälle durch die aufgenommenen und nicht benötigten großen Kalorienmengen zum paradoxen Effekt der Gewichtszunahme, die ja durch die Diätgrenze gerade verhindert werden sollte (Abb. 3).

Bei einer Untergruppe der Anorexia nervosa wird diese zunächst willentlich gesetzte Diätgrenze über Anpassungspro-

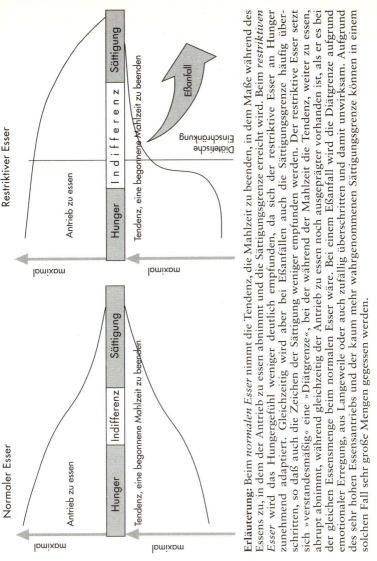

Erläuterung: Beim *normalen Esser* nimmt die Tendenz, die Mahlzeit zu beenden, in dem Maße während des Essens zu, in dem der Antrieb zu essen abnimmt und die Sättigungsgrenze erreicht wird. Beim *restriktiven Esser* wird das Hungergefühl weniger deutlich empfunden, da sich der restriktive Esser an Hunger zunehmend adaptiert. Gleichzeitig wird aber bei Eßanfällen häufig die Sättigungsgrenze überschritten, so daß auch die Zeichen der Sättigung weniger empfunden werden. Der restriktive Esser setzt sich »verstandesmäßig« eine »Diätgrenze«, bei der während der Mahlzeit die Tendenz, weiter zu essen, abrupt abnimmt, während gleichzeitig der Antrieb zu essen noch ausgeprägter vorhanden ist, als er es bei der gleichen Essensmenge beim normalen Esser wäre. Bei einem Eßanfall wird die Diätgrenze aufgrund emotionaler Erregung, aus Langeweile oder auch zufällig überschritten und damit unwirksam. Aufgrund des sehr hohen Essensantriebs und der kaum mehr wahrgenommenen Sättigungsgrenze können in einem solchen Fall sehr große Mengen gegessen werden.

Abb. 3: Modell der Regulation der Nahrungsaufnahme durch Hunger und Sättigung bei normalen und bei restriktiven Essern

zesse der Verdauungsorgane und der zentralen Steuerungsmechanismen nach und nach zu einer Begrenzung der maximal möglichen Nahrungsaufnahme: Diese Patientinnen berichten, daß sie nach geringen Nahrungsmengen ein Völlegefühl empfinden, das sie zwar nicht mit Sättigung gleichsetzen, das ihnen jedoch eine weitere Nahrungsaufnahme subjektiv unmöglich macht.

Die Externalitätshypothese:
„Außensteuerung" der Nahrungsaufnahme
Die Externalitätshypothese ist eine der ersten, empirisch begründeten psychologischen Theorien der Adipositas. Zeitpunkt und Größe der Mahlzeiten wird bei Übergewichtigen weit mehr als bei Normalgewichtigen durch *äußere nahrungsbezogene Signale* beeinflußt und weniger von der Wahrnehmung innerer physiologischer Zustände und damit von Hunger und Sättigung.

In einem klassischen Experiment wurde die Nahrungsaufnahme von übergewichtigen und normalgewichtigen Studenten verglichen. Als Nahrungsangebot wurden zur besseren Standardisierung Cracker verwendet. (Experimentelle Erforschung des Eßverhaltens hat das Problem, daß individuelle Geschmackspräferenzen möglichst wenig die aufgenommenen Nahrungsmengen determinieren sollen.) Die den Probanden mitgeteilte Uhrzeit wurde manipuliert und damit suggeriert, es sei später oder früher als die übliche Abendessenszeit. Die Übergewichtigen aßen deutlich mehr, wenn sie annahmen, daß die Uhrzeit schon fortgeschritten sei. Die Normalgewichtigen richteten sich dagegen nach ihrem Appetit, und die falschen Zeitangaben blieben hier ohne wesentlichen Effekt.

Außerhalb solcher Laborexperimente wurde beobachtet, daß übergewichtige Stewardessen und Stewards nach transatlantischen Flügen bis zur nächsten Mahlzeit nach Ortszeit warteten, während die Normalgewichtigen entsprechend ihrem Hungergefühl mehrere Imbisse zwischendurch aßen. Eine ganze Reihe von Experimenten bestätigte den Grundgehalt der Hypothese.

Mit dieser Hypothese war zunächst die Vermutung verbunden, daß diese Wahrnehmungsstörung durch eine Erziehung verursacht wird, die die Gefühle des Kindes mißachtet. Heute nimmt man dagegen an, daß diätetische Restriktion entsprechend dem oben zitierten Modell von Herman und Polivy die Wahrnehmung von Hunger und Sättigung stört und damit externe Reize zunehmend Bedeutung gewinnen. Hierfür spricht auch, daß eine vermehrte externe Steuerung der Nahrungsaufnahme in ähnlicher Weise auch bei Bulimiepatientinnen beobachtet werden kann.

Emotionale Einflüsse auf das Eßverhalten
Eßstörungen nehmen ihren Ursprung häufig in schwierigen, emotional belastenden Situationen. Es erscheint uns verständlich, daß ein Mädchen in Anbetracht des ständigen Streits ihrer Eltern und der angespannten Stimmung am Eßtisch zunehmend den Appetit verliert und immer mehr abnimmt. In gleicher Weise einleuchtend ist jedoch auch das Beispiel einer Frau, die nach dem frühen Tod eines Kindes ihre Trauer durch beständiges Essen zu bewältigen sucht und dabei immer dikker wird. Emotionen gelten in der gegenwärtigen öffentlichen Diskussion als ganz wesentliche Ursache von Eßstörungen.

Bei Befragungen in der Bevölkerung geben etwa 70% der Befragten an, daß emotionaler Streß bei ihnen die Nahrungsaufnahme hemme; ein kleinerer Teil von etwa 10% spricht dagegen von einer Appetitsteigerung unter Streßbedingungen. Unter emotionaler Belastung werden die Hormone Adrenalin und Noradrenalin ausgeschüttet, und zudem wird durch Einwirkung des kortikotropen Hormons aus der Hypophyse die Nebennierenrinde stimuliert. Diese hormonellen Verschiebungen wirken appetitsenkend, wohl auch durch eine dadurch bedingte Anhebung des Blutglukosespiegels. Diese Mechanismen bieten sich für eine Erklärung der Minderung des Appetits unter Streß an.

In zahlreichen Experimenten ließen sich dementsprechend durch Schmerzreize, Ankündigung von schmerzhaften Reizen, durch emotionale Verunsicherung sowohl ein automatisiertes

Kauen und Essen als auch die Minderung der Nahrungsaufnahme auslösen.

Versucht man die fast nicht mehr zu überschauende Zahl von Experimenten mit ihren zum Teil widersprüchlichen Ergebnissen zu diesem Thema etwas zu ordnen, so ist streßinduziertes Essen eine automatisierte Reaktion auf unangenehme experimentelle Reize. Diese Reaktion ist durch Naloxon zumindest zum Teil zu unterdrücken. Naloxon hemmt spezifisch die Rezeptoren für die sogenannten Endorphine, die als endogenes Hormonsystem dem Morphium vergleichbare Wirkung haben. Endorphine scheinen für das streßinduzierte Essen verantwortlich zu sein, wobei eher das Kauen und nicht die Nahrungsaufnahme selbst das Wesentliche dieser Reaktion zu sein scheint. Äquivalente Reaktionsformen auf Streß sind dementsprechend nicht nur das Essen, sondern auch das Kaugummikauen oder Rauchen.

Es gibt erhebliche interindividuelle Unterschiede im Reaktionsverhalten auf Streß. Die Mehrzahl der Versuchspersonen mindert unter streßbedingter Anspannung die Nahrungsaufnahme. Vor allem bei Übergewichtigen findet sich eine sogenannte hyperphage Reaktionsform, d.h., diese Versuchspersonen steigern die Nahrungsaufnahme unter Streß. Die Theorie des *emotional eating*, d.h. die Annahme, daß Adipositas das Resultat einer spezifischen Reaktion auf Streß sei, ist ein weiterer Beitrag der Psychologie zur Ursachensuche des Übergewichts.

3. Die „Fastenfalle"

In ihrer Ausgabe vom 18.4.1996 berichtet die *Süddeutsche Zeitung* unter der Überschrift „Je dünner, desto schneller" über die Magersuchtsprobleme von Sportlern: „Die Sportler jonglieren auf einem schmalen Grat ... Zum einen müssen sie lebenswichtige Stoffe aufnehmen, gleichzeitig aber ein niedriges Körpergewicht halten ... Manche Sportler wie der Skispringer Christian Moser widerstehen der Gefahr nicht. Der Österreicher mußte wegen Magersucht in der letzten Woche pausieren. Der 24jährige verlor beim ‚Gewichtmachen' im vergangenen Sommer die Kontrolle und nahm immer weiter ab."

Das Interesse der Presse an der Häufung von Eßstörungen bei Leistungssportlern ist groß. Eine norwegische Studie an 522 Spitzensportlerinnen zeigt, daß die Prävalenz von Eßstörungen im Vergleich zu einer Kontrollgruppe erheblich größer war. Das Problem betrifft vor allem Sportlerinnen und Sportarten, bei denen dem Körpergewicht und der Figur große Bedeutung zukommt. Bei Langstreckenlauf, Gymnastik, Ballett und Kunstspringen sind die Sportler durch ein höheres Risiko bedroht.

Es gibt bisher keinen Grund anzunehmen, daß Leistungssportler in hohem Maße zu psychischen Erkrankungen neigen. Zwar sind die psychischen Belastungen im Sport erheblich: jugendliches Alter, massiver Leistungsdruck, Abhängigkeit vom Erfolg, Trainingsmethoden, die auch psychische und physische Bestrafung mit einschließen, stereotype Wiederholungen immer der gleichen Übungen, körperliche Erschöpfung, soziale Isolation und Angst vor Verletzungen. Die Tatsache, daß nicht alle Sportarten ein hohes Risiko von Eßstörungen aufweisen, belegt, daß die bei bestimmten Sportarten bestehende Notwendigkeit, das Gewicht zur Leistungssteigerung zu minimieren, zu Eßstörungen prädisponiert.

Bereits vor mehr als 40 Jahren wurde an der Universität von Minnesota eine heute schon aus ethischen Gründen nicht wiederholbare Studie durchgeführt, die die heute zu beobachtenden Effekte der Gewichtskontrolle bei Leistungssportlern vorhersagt. 36 junge Männer, die den Kriegsdienst verweigert hatten, erhielten das Angebot, alternativ an einem Fastenexperiment teilzunehmen. Sie wurden zunächst über drei Monate beobachtet, und ihr Verhalten wurde registriert. In den nächsten sechs Monaten wurde die Nahrungsaufnahme auf die Hälfte der gewohnten Kalorienzahl reduziert, wobei die Männer durchschnittlich 25 % ihres ursprünglichen Körpergewichts verloren. Schließlich folgte eine dreimonatige Wiederherstellungs- und Nachbeobachtungsphase.

Die Männer begannen in der Fastenphase, sich sehr intensiv mit allem zu beschäftigen, was mit Essen zu tun hat; sie dachten ständig ans Essen, kauften Kochbücher oder fingen an, alles zu horten, was nur entfernt mit Essen zu tun hat. Das Nachdenken über die nächste Mahlzeit füllte einen großen Teil ihrer Zeit.

Nicht alle Männer konnten die strikte Einschränkung der Kalorienzufuhr durchhalten; sie berichteten über Eßanfälle, wie wir sie auch bei der Bulimie finden. Diese Eßanfälle blieben auch in der Rehabilitationsphase bestehen; es fiel vielen der Männer schwer, die überschießende Nahrungsaufnahme zu beenden. Die Stimmung wurde labil, reizbar und nervös. Viele wurden depressiv und ängstlich. Die Männer zogen sich zurück, das sexuelle Interesse und überhaupt das Interesse an menschlichen Kontakten ließ deutlich nach. Da die affektiven Veränderungen auch in der Erholungsphase bestehen blieben, ist anzunehmen, daß sie eher durch das erniedrigte Körpergewicht als durch die beschränkte Kalorienzufuhr erzeugt sind. Die Männer klagten über vielerlei körperliche Probleme, wie gastrointestinale Beschwerden, vermindertes Schlafbedürfnis, Ödeme, Kraftminderung, häufiges Frieren und Haarverlust. Der Grundumsatz reduzierte sich deutlich während der Abnahmephase; der Wiederanstieg der Nahrungsmenge bewirkte einen proportional steilen Anstieg des Grundumsatzes. Nach acht Monaten erreichten die Männer 110 % ihres ursprünglichen Körpergewichtes und hatten 140 % des Fettanteils erreicht.

In den wesentlichen Aussagen ließen sich die Ergebnisse der Studie in späteren Teilreplikationen bestätigen: Dauerhaftes Fasten führt zu einer nachhaltigen Störung des Eßverhaltens, zu einer ganzen Reihe von körperlichen Beschwerden und zu schweren affektiven Störungen.

Bei anorektischen Patientinnen finden sich vergleichbare Störungsmuster (s. Kap. V). Die Annahme, daß diese begleitenden Symptome Folge und nicht Ursache der Eßstörung sind, wird auch durch die Beobachtung belegt, daß nach erfolgreicher Therapie, d. h. nach Wiederherstellung eines normalen Eßverhaltens und eines normalen Körpergewichts, sich auch die Stimmung bessert und die körperlichen Beschwerden nachließen.

III. Soziokulturelle Aspekte der Ernährung

1. Kulturhistorische Grundlagen der Ernährung

Das Bedürfnis, den Hunger zu stillen und eine ausreichende Versorgung mit Nahrungsmitteln auch über Mangelzeiten hinweg sicherzustellen, ist ein zentrales Motiv menschlicher Zivilisations- und Kulturgeschichte. Im Stadium der Jäger- und Sammlerkulturen bestimmte das natürliche Vorkommen eßbarer Pflanzen und Tiere den Lebensrhythmus des Menschen. Solange Orte mit ausreichendem Nahrungsangebot aufgesucht werden konnten, war eine Vorratshaltung im größeren Umfange überflüssig und, angesichts der nichtseßhaften Lebensweise, unmöglich. Mit Hilfe technisch verbesserter Jagdgeräte (z.B. Pfeil und Bogen) konnten auch bei weniger reichlichem Angebot ausreichende Nahrungsmengen erjagt werden; unter günstigen Umständen ergab sich eine Ernährung mit hohem Eiweiß- und geringem Fettanteil. Sobald Dürre-, Überschwemmungs- oder Eiszeiten großflächig auftraten, war man weitgehend hilflos dem Hunger ausgeliefert. Die Bedingungen dieser Lebensweise setzten sowohl der durchschnittlichen Lebenserwartung als auch dem Bevölkerungswachstum enge Grenzen, Übergewicht blieb zwangsläufig der Ausnahmefall.

Ernährung und Familienstruktur im Zeitalter
der Industriegesellschaft
Trotz rasantem Bevölkerungswachstum ermöglichten industriell hergestellte Fertig- und Halbfertigprodukte sowie verbesserte Konservierungstechniken und Transportsysteme eine für weite Bevölkerungsschichten vielfältige, mengenmäßig ausreichende und – bezogen auf das Gesamteinkommen – zunehmend billigere Ernährung. Insbesondere stieg der Anteil des zuvor kostbaren Fettes; in der Nachkriegszeit erhöhte sich der Fettkonsum deutlich und liegt seitdem – gleichauf mit den Kohlenhydraten – bei rund 40 % der Gesamtenergieaufnahme. Vor diesem Hintergrund kam es zu einem Wandel des

Schönheitsideales hin zum sportlich-schlanken Körper; eine beleibt-dicke Körperstatur war jetzt praktisch jedem möglich und hatte als Wohlstandssymbol ausgedient.

Die Flexibilität bezüglich Nahrungszubereitung und Essenseinnahme findet im Trend, auswärts zu essen, im überall und zwischendurch konsumierbaren „Snack" und im Fast-food seine Fortsetzung. Bestimmte psychologische Aspekte der Ernährungsregulation, etwa vermehrter Nahrungskonsum als Übersprungshandlung in Frustrationssituationen (s. S. 34 ff.), konnten erst in diesem Kontext weiterreichende, medizinisch problematische Ausmaße annehmen. Die Forderung nach „natürlicher" Ernährung oder aber der Wunsch nach kulinarischem Genuß etwa in ausgesuchten Restaurants der „Neuen deutschen Küche" sind als Antwort auf diese Entwicklung verständlich. Ob dies wirklich eine Trendwende begründen kann, erscheint fraglich.

2. Die „richtige" Ernährung – Theorien im Wandel

Es wurde zumindest ansatzweise deutlich, in welchem Umfang die Ernährung von den jeweiligen sozialen, technologischen und wirtschaftlichen Gegebenheiten bestimmt wird. Ob sich der einzelne dessen bewußt ist oder nicht, bilden diese Faktoren doch den Rahmen dessen, was jeweils als „normales" Eßverhalten angesehen wird. Gleichzeitig ist diese „Normalität", auch wenn man ihr kritisch, ablehnend und bewußt nach Alternativen suchend gegenübersteht, ein zentraler Aspekt soziokultureller Identität.

Schlankheitsideal und Sozialstatus
Eine für die Verbreitung des heute in den westlichen Industrienationen ubiquitären Schlankheitsideals entscheidende Rolle wurde in den Medien vermutet: So zeigt eine Analyse der Proportionen von Covergirls amerikanischer Illustrierter, daß sich diese seit den 50er Jahren bis heute von eher molligen Erscheinungen zu überschlanken Kindfrauen wandelten. Parallel hierzu stieg das durchschnittliche Gewicht der „normalen"

Frauen kontinuierlich an. Produkte wie die „Barbie(-Puppe)" mit ihren überlangen, superschlanken und gleichzeitig vollbusigen Proportionen dürften von weitreichender Vorbildwirkung auf die mit ihr spielenden Kinder sein. Hierbei bleibt zu berücksichtigen, daß Medien und Spielzeughersteller letztlich nur das anbieten, was vom Markt verlangt wird. Es richten sich nicht zufällig 90 % aller Anzeigen für Diätprodukte gezielt an Frauen.

Die von weiten Teilen der Bevölkerung verinnerlichte positive Attribution von Schlankheit zeigte sich auch in repräsentativen Befragungen, in denen unter der Frage „Mit wem möchten Sie gerne befreundet sein?" die Silhouetten unterschiedlich dicker Menschen vom Strich bis zum Kreis angeboten wurden. Bevorzugte man zu Anfang der 80er Jahre noch die wohlproportionierte bis leicht übergewichtige Silhouette, wurde gegen Ende des Jahrzehnts eindeutig die sehr schlanke Silhouette präferiert. In den folgenden Jahren scheint sich diese Entwicklung abgeschwächt zu haben, wobei aber Schlanke weiterhin bevorzugt werden. Diese werden mit Adjektiven wie „attraktiv, sportlich, leistungsfähig", Übergewichtige hingegen mit „träge, passiv, langweilig" belegt.

Im Gegensatz zu Männern, für die das Thema „Schlankheit und Diät" in der Regel kein Problem zu sein scheint, fühlt sich mehr als die Hälfte aller jungen Frauen mit ihrem Körper unzufrieden. Vom Grundschulalter an halten sich Jungen seltener für übergewichtig als Mädchen, heranwachsende Jungen führen erheblich seltener Diäten durch als ihre Altersgenossinnen. Im statistischen Mittel empfinden sich Männer als schlank, wenn ihr Gewicht weniger als 105 % des Idealgewichtes beträgt; Frauen erst dann, wenn ihr Gewicht 90 % dieses Referenzmaßes unterschreitet. Im männlichen Selbstbild sind Körpergewicht und eine ausgewogene Figur von etwa gleicher Wichtigkeit; bei Frauen steht hier das Gewicht als Garant körperlicher Attraktivität mit weitem Abstand an erster Stelle. Diese Antworten und Einschätzungen gesunder „Normalbürger" lassen keinen Zweifel daran, daß im soziokulturellen Kontext der westlichen Industrienationen, Schlankheit für Männer von relativer, für Frauen hingegen von überragender Bedeutung ist.

Mehr als die Hälfte aller Frauen hat bereits ein- oder mehrmals versucht, ihr Körpergewicht mit Hilfe von Diäten zu reduzieren. Vor allem diese Frauen berichten über Schwierigkeiten mit dem Essen, über Verlangen nach Süßigkeiten, plötzlichem Heißhunger oder auch Schwierigkeiten beim Essen in Gesellschaft. Die Grenzen von ausgeprägtem Diätverhalten zu klinisch manifesten Eßstörungen erscheinen dabei als fließend.

Die Ursachen von Eßstörungen aus feministischer Perspektive
Ein wesentliches Merkmal von Anorexie und Bulimie ist ihre Epidemiologie (s. S. 59 ff.; 77): Überwiegend sind Frauen der westlichen Industrieländer betroffen. Die Frage, warum dies so ist, war Gegenstand sozialkritischer, feministisch ausgerichteter Diskussionen, die ihrerseits das heutige Verständnis der Eßstörungen nachhaltig prägten. Eßstörungen werden dabei als Ausdruck einer durch die gesellschaftliche Rolle der Frau determinierten Entfremdung sowohl von ihrem Körper als auch vom Essen als Möglichkeit individueller Bedürfnisbefriedigung gewertet.

Als Wurzel des Problems wurden ein die westliche Zivilisationsgeschichte prägender Dualismus von Leib und Seele vermutet. Der vom Intellekt bestimmte Mann steht dabei der vom Körper dominierten, nicht zuletzt deshalb sozial unterprivilegierten Frau gegenüber. Die Auswirkungen dieser Ideologie wurden durch die Geschichte hindurch verfolgt. Im Spannungsfeld von Reinheit, Mutterschaft und Sündenfall bemißt sich der Status der Frau bis heute an ihrer Fähigkeit, eine Beziehung aufzubauen und aufrechtzuerhalten. Hierbei tritt sie in potentielle Konkurrenz zu anderen Frauen. Ihr äußeres Erscheinungsbild, ihre physische Attraktivität ist dabei von zentraler Bedeutung und wird bestimmend für Selbstbewußtsein und Selbstverständnis. Nicht zufällig sind Schönheit und Attraktivität elementarer Bestandteil der Erziehung von Mädchen, vom schönen Kleidchen bis zur Barbie-Puppe. Ist das Ziel einer tragfähigen Partnerschaft erreicht, wird traditionell die Versorgung der Familie zum zentralen Lebensinhalt, eigene Bedürfnisse treten in den Hintergrund.

Obwohl sich seit der Aufklärung die gesellschaftliche Stellung der Frau nachhaltig veränderte, blieben zentrale Aspekte der traditionellen Frauenrolle unverändert. In einer von Männern dominierten Welt wurde das attraktive Erscheinungsbild über die Partnerschaft hinaus zu einem für die berufliche Karriere wichtigen, mitunter entscheidenden Kriterium. Die hieraus resultierenden Ambivalenzen wurden für die Situation der Frau in der westlichen Gesellschaft bestimmend. Solange die einzelne versucht, alle Aspekte zu vereinbaren (Hausfrau, Mutter und Beruf), sind Rollenkonflikte unvermeidbar. Junge Frauen zeigen sich in repräsentativen Befragungen hinsichtlich ihrer sozialen Rolle als unsicherer und ängstlicher als Männer.

Die medizinische Problematik des Schlankheitsideales resultiert letztlich aus der Diskrepanz zwischen sozial determinierten Erwartungen an die eigene Figur und den individuellen Erbanlagen: Das Symbol für Unabhängigkeit, Aktivität und Sportlichkeit, d.h. für ein neues, nicht mehr von Mutterschaft und Gebärfunktion bestimmtes Frauenbild, bleibt schon aus biologischen Gründen für die Mehrzahl der Frauen unerreichbar. Frustrationen und Rollenunsicherheit sind vorprogrammiert.

IV. Eßstörungen:
Grundlagen der Diagnostik und Klassifikation

Eßstörungen im Sinne der psychiatrisch-psychotherapeutischen Diagnostik sind definitionsgemäß seelische bzw. psychische Störungen, die sich vorrangig in Form eines auffälligen Eßverhaltens manifestieren. Hierbei werden zentrale physiologische und psychologische Regulationsmechanismen des „normalen" Eßverhaltens außer Kraft gesetzt. Unzureichendes Nahrungsangebot und/oder körperliche Erkrankungen müssen als Ursachen ausgeschlossen sein. Die der Eßstörung zugrundeliegenden seelischen Störungen sind nicht unmittelbar faßbar, sondern müssen aus den Angaben und dem Verhalten der Betroffenen erschlossen werden. Als Grundlage der Diagnostik bieten sich die deskriptiv faßbaren Aspekte der Symptomatik, die Auffälligkeiten des Eßverhaltens und die damit einhergehenden bzw. daraus resultierenden psychischen, körperlichen und sozialen Folgen an.

Als Bezugsgrößen medizinisch-therapeutischer Kommunikation sind allgemein verbindliche Diagnosekriterien unverzichtbar. Von der *Weltgesundheitsorganisation* (WHO) und der *American Psychiatric Association* wurden mit dieser Zielsetzung in wesentlichen Punkten übereinstimmende bzw. aufeinander bezugnehmende Diagnosemanuale vorgelegt. Sowohl in der von der WHO herausgegebenen „Internationalen Klassifikation Psychischer Störungen" (zehnte Fassung von 1991), ICD-10, als auch im DSM-IV, „Diagnostisches und Statistisches Manual Psychischer Störungen" (vierte Fassung, 1994), wird versucht, durch Vorlage von spezifischen Kriterien („diagnostische Codierung") die verschiedenen Krankheitsbilder objektiv zu erfassen und gegeneinander abzugrenzen.

Beide Diagnosesysteme gehen bezüglich der Eßstörungsdiagnostik von folgenden Aspekten aus: dem Körpergewicht relativ zur Körpergröße (1), dem Muster des Eßverhaltens (2), den von den Betroffenen angewendeten Methoden zur Gewichtsregulation (3), ihrer Einstellung zum eigenen Körpergewicht bzw. ihrer Wahrnehmung und Bewertung der Figur (4) sowie bei Anorexia nervosa von den körperlichen Folgen des stark erniedrigten Körpergewichtes (5).

1. Je extremer Über- oder Untergewicht ist, um so seltener kommt es bei Gesunden vor. Grundsätzlich gibt es, wenn auch selten, sowohl gesunde sehr schlanke als auch gesunde stark übergewichtige Personen. „Untergewicht" und „Übergewicht/Adipositas" sind somit zunächst rein deskriptive Begriffe. Nur wenn ein solcher Zustand Folge eines gestörten Eßverhaltens ist, etwa im Rahmen einer „Heißhunger"-Erkrankung oder im umgekehrten Fall, wenn Übergewicht den Betroffenen psychisch erheblich belastet, ist eine psychiatrisch-psychotherapeutische Diagnose gerechtfertigt (s. S. 108 ff.).

2. Gestörtes Eßverhalten kann durch unterschiedliche Verhaltensmuster charakterisiert sein:

Einsparen (restrained eating) bedeutet, daß die Betreffende, in aller Regel, um ihr Körpergewicht zu reduzieren bzw. einem Gewichtsanstieg vorzubeugen, bewußt kleinere Nahrungsmengen zu sich nimmt, als es ihrem Hunger, Appetit und/oder den biologischen Notwendigkeiten entspricht. Alternativ oder parallel hierzu kann selektiv auf bestimmte Nahrungsmittel (z.B. fett- oder kohlenhydratreiche Kost) verzichtet werden.

Freßanfälle bzw. Heißhungerattacken (binge eating) treten in der Regel als Folge des Einsparens bzw. der daraus resultierenden Hungergefühle auf. Daneben können emotional belastende Situationen bzw. ein inadäquater Umgang hiermit das Auftreten von Freßanfällen begünstigen. Im DSM-IV-(und vergleichbar im ICD-10-)Manual werden Freß- bzw. Heißhungeranfälle wie folgt definiert:

a) Verzehr einer großen Nahrungsmenge in einem bestimmten Zeitraum (z.B. innerhalb von zwei Stunden), wobei diese Menge erheblich größer ist als die, die die meisten Menschen in einem vergleichbaren Zeitraum und unter vergleichbaren Bedingungen essen würden.

b) Das Gefühl, während der Episode die Kontrolle über das Eßverhalten zu verlieren (z.B. das Gefühl, weder mit dem Essen aufhören zu können, noch Kontrolle über Art und Menge der Nahrung zu haben).

3. Zur Regulation bzw. Manipulation des Körpergewichtes können verschiedene Methoden Anwendung finden: Zusätzlich zum Fasten, Einsparen und Hungern versucht ein Teil der Betroffenen durch mißbräuchliche Einnahme von sogenannten Appetitzüglern die Nahrungsaufnahme zu reduzieren. Übermäßige körperliche Betätigung und Ausdauersportarten werden als Möglichkeit genutzt, vermeintlich zuviel aufgenommene Energie „abzutrainieren". Von einer übermäßigen körperlichen Aktivität wird dann gesprochen, wenn diese zu unangemessenen Zeiten und/oder in einem Umfange ausgeübt wird, der einem normalen sozialen und beruflichen Leben entgegensteht. Oft wird der Sport trotz drohender oder bereits eingetretener medizinischer Komplikationen weitergeführt.

Die auf reduzierte Energieaufnahme oder vermehrten Energieverbrauch abzielenden Methoden werden unter dem Begriff „Nicht-Purging"-Verhalten zusammengefaßt und dem durch Erbrechen und/oder abführende Maßnahmen gekennzeichneten „Purging"-Verhalten gegenübergestellt. Selbstinduziertes Erbrechen ist hierbei die mit Abstand am häufigsten angewendete Methode.

4. Eine unverhältnismäßig hohe, das Selbstbewußtsein und nicht selten alle Lebensbereiche dominierende Bedeutung des Körpergewichts bzw. der Körperproportionen ist ein für viele Eßstörungspatientinnen charakteristisches Merkmal. Auch extrem Untergewichtige erleben sich als „zu dick", gleichzeitig bestehen ausgeprägte Ängste vor einer Gewichtszunahme („Gewichtsphobie"). Parallel hierzu kann die Selbstwahrnehmung des Körpers gestört sein. Betroffene konzentrieren ihre Aufmerksamkeit oft auf vermeintliche „Problemzonen", „den dicken Bauch, die speckigen Oberschenkel", wobei die objektiven Relationen verlorengehen („Körperschemastörung"). Sie setzen voraus, daß sie nur dann gut, leistungsfähig, liebenswert etc. sind, wenn ihr Körper den ihnen vorschwebenden Idealnormen entspricht.

5. Neben dem niedrigen Körpergewicht nehmen die Diagnosekriterien der Anorexia nervosa auf einen weiteren, im engeren Sinne medizinischen Befund Bezug: Bei Frauen ist die Diagnose nur dann zulässig, wenn eine Amenorrhoe besteht, d.h. wenn die Regelblutung über zumindest drei Zyklen ausgeblieben ist. Dieses ist wiederum eine Folge der mit den Gewichtsreduktion einhergehenden hormonellen Verschiebungen (s. S. 27 ff.).

Prinzipiell können die unter den Kategorien 1–4 aufgeführten Merkmale in unterschiedlichen Kombinationen und Gewichtungen auftreten. Restriktives bzw. selektives Eßverhalten kommt mit oder ohne Freß-/Heißhungerattacken vor. Je nach Art und Umfang der praktizierten gewichtsreduzierenden Maßnahmen können die Betroffenen dabei unter-, normal- oder übergewichtig sein. Für Patienten, die erheblich unter regelmäßig auftretenden Heißhungeranfällen leiden, ohne die Diagnose einer Anorexie oder Bulimie zu erfüllen, wurde die Diagnose einer „Heißhunger-Störung" bzw. eines *binge-eating-disorder* vorgeschlagen. Die Diskussion, ob diese Diagnose wirklich ein eigenständiges Krankheitsbild bezeichnet, ist derzeit noch nicht abgeschlossen; entsprechend konnte sie sich noch nicht in den gängigen Diagnosesystemen etablieren. Ungeachtet dessen tritt dieses Problem laut verschiedener Untersuchungen insbesondere auch unter Übergewichtigen ausgesprochen häufig auf (s. S. 109 ff.).

Wenn problematisches Eßverhalten die Lebensqualität erheblich beeinträchtigt, ohne daß die zur Diagnose einer Anorexia oder Bulimia nervosa notwendigen Kriterien vollständig erfüllt werden, wird eine „nicht näher bezeichnete Eßstörung" diagnostiziert. Das Eßverhalten anorektischer Patientinnen ohne Amenorrhoe, aber auch solcher, „die alle Kernsymptome in leichterer Ausprägung aufweisen", wird entsprechend ICD-10 als *atypische Anorexia nervosa* und das von Patientinnen, die die Kriterien einer Bulimie nicht vollständig erfüllen, als *atypische Bulimia nervosa* diagnostiziert.

Daneben gibt es Eßstörungen, die praktisch ausschließlich im Kindesalter oder aber bei geistig behinderten Personen vorkommen. Erwähnt sei hier die im Kleinkindalter auftretende, durch wiederholtes, ohne Erbrechen oder Übelkeit verursachtes Emporwürgen der Nahrung gekennzeichnete *Ruminationsstörung*. Die Ursache der seltenen Erkrankung, die zu einem deutlichen Gewichtsverlust des Kindes und in bis zu 25 % der Fälle zum Tod durch Unterernährung führt, ist unbekannt. Das Essen und Verschlingen von ungenießbaren Stoffen wie Farben, Sand, Haaren etc. in größeren Mengen, ohne daß eine Aversion hiergegen bestünde, ist kennzeichnend für die Diagnose einer *Pica*. Diese Störung, die bevorzugt im Kleinkindesalter – wobei sie im Laufe der Entwicklung meist spontan verschwindet – oder aber bei schwer geistig Behinderten auftritt, kann durch die Toxizität der verschlungenen Stoffe zu Komplikationen führen.

V. Magersucht – Anorexia nervosa

1. Diagnostische Kriterien

Entsprechend den ICD-10- und DSM-IV-Kriterien (s. S. 44 ff.)
ist ein Körpergewicht, das zumindest 15 % unterhalb des
Normal- bzw. des in der Wachstumsphase zu erwartenden
Gewichtes liegt (ICD-10 gibt einen bei oder *unter 17,5 lie-
genden BMI* als Kriterium an), Leitsymptom der Anorexie.
Körperliche Erkrankungen als Ursache hierfür müssen ausgeschlossen sein. Das in extremen Fällen einen BMI von 10 un-
terschreitende Körpergewicht ist somit Folge der *„Weigerung" der Patientin, ein normales Gewicht zu halten.* Neben
deutlich reduzierter Nahrungsaufnahme meiden anorektische
Patientinnen gezielt hochkalorische, d. h. kohlenhydrat- und
fettreiche Speisen. Verläufe, bei denen diese Maßnahmen als
Mittel zur Gewichtsreduktion im Vordergrund stehen (*restriktiver Typus*), werden von solchen unterschieden, die mit
Heißhungeranfällen, selbstinduziertem Erbrechen, Mißbrauch
von Abführmitteln, Diuretika und/oder Appetitzüglern einhergehen (*Binge-Eating/Purging bzw. bulimischer Typus*). In
beiden Fällen können zudem gesteigerte körperliche Aktivitäten als Mittel zur Gewichtsreduktion eingesetzt werden. Im
Verlauf einer Krankengeschichte sind Übergänge zwischen
restriktiv-anorektischen und bulimischen Verlaufsformen in
beide Richtungen möglich. Typischerweise haben die Patientinnen große Angst vor einer Gewichtszunahme und erleben
sich trotz des Untergewichtes als „viel zu dick". Die Diskrepanz zwischen Selbst- und Fremdwahrnehmung (*Körperschemastörung*) kann groteske, wahnhaft anmutende Ausmaße
annehmen. Als Ausdruck einer begleitenden hormonellen Störung kommt es frühzeitig zum *Ausbleiben bzw. nicht Eintreten der Regelblutungen (Amenorrhoe)*, bei Männern zu Libi-
do- und Potenzverlust.

2. Anorexia nervosa aus der Sicht einer Betroffenen

Der Bericht einer 22jährigen anorektischen Patientin (168 cm, 34 kg), die sich zur Behandlung in einer Klinik anmeldet, illustriert exemplarisch die hinter der medizinischen Symptomatik stehende individuelle Problematik:

Mein Vater ist Beamter, meine Mutter Hausfrau. Ich habe einen zwei Jahre jüngeren Bruder. Rückblickend würde ich sagen, daß ich sehr behütet und leistungsorientiert aufgewachsen bin. Ich war immer gut in der Schule, ich hatte Ballett-, Geigen- und Klavierunterricht. Meine Krankheit begann, als ich in der 9. Klasse war. Zu dieser Zeit ist meine Mutter schwer an Diabetes erkrankt, sie hat aber auch zuviel Alkohol getrunken. Sie war ab diesem Zeitpunkt absoluter Mittelpunkt. Mein Vater hat sich nur noch um sie gekümmert. Nach außen hin waren wir die perfekte, superharmonische Familie. Ich habe mich täglich mit der Mutter gestritten, sie für ihre Krankheit, vor allem den Alkohol gehaßt. Mit der Zeit wurden die Auseinandersetzungen geringer, ich glaube, ich habe resigniert. Auf jeden Fall hatte ich immer ein schlechtes Gewissen, wenn ich mich mit der Mutter gestritten habe, weil sie so krank war. Ich habe mich in die Schularbeiten gestürzt und nur noch gelernt. Bei uns hat sich in der Familie alles nur um das Essen gedreht. Für mich gab es damals nichts anderes als Schularbeit und die Beschäftigung mit dem Essen. Ich habe weniger gegessen und mich dabei gut gefühlt. Nach dem Abitur wollte ich ausziehen, ein neues Leben beginnen. Doch das war nicht so einfach. (....) Die Beschäftigung mit dem Essen ist mein Lebensinhalt. Ich kann nur noch ans Essen denken, ich komme von meinen Zwangsgedanken nicht los. Ich muß alles auswiegen, von allem die Kalorien wissen, ich kann nur allein und außer Vollkornbrot mit Magerbelag nichts anderes mehr essen. Ich bin dadurch enorm in meinem Leben eingeschränkt: Ich vermeide Verabredungen, weil ich möglicherweise in Versuchung gerate, etwas zu essen. Ich kann mich auf nichts mehr konzentrieren, ich habe das Gefühl, jede Tätigkeit ist mir zu viel. Daneben bin ich kör-

perlich erschöpft, habe Schwindel, Zittern, Bauchkrämpfe und ständig das Gefühl, ich platze vor Wut. Ich kann es kaum in einer Menschenmenge aushalten. Deshalb isoliere ich mich immer mehr. Aber natürlich beherrsche ich mich. Mein Leben ist eine einzige Qual. Ich habe schon soviel Therapie gemacht. (...) Ich fühle mich total abhängig von anderen Menschen. Ich habe furchtbare Angst vor meinem Hunger und davor, dick werden zu können. Ich möchte wieder normal essen, mich satt essen können. Ich möchte lernen, richtige Beziehungen zu Menschen einzugehen.

3. Das klinische Bild

In dem Bericht klingen charakteristische, das Bild der Anorexie prägende Aspekte an. Betroffen sind überwiegend junge Frauen, am Übergang von Adoleszenz und frühem Erwachsenenalter. Als Kind oft „problemlos", hilfsbereit, freundlich, strebsam und verständig, werden die ersten Anzeichen der Erkrankung von den Angehörigen oft nicht als solche wahrgenommen. Wenn die Anorexie schließlich unübersehbar wird, steht hinter der Sorge um die Tochter oder Partnerin vielfach die mit dem Gedanken an eigene „Schuld" verbundene Frage, warum „ausgerechnet sie" betroffen ist.

Die *Persönlichkeit* der Patientinnen gilt – was Untersuchungen an zahlreichen Betroffenen bestätigen – typischerweise als perfektionistisch, introvertiert und selbstunsicher.

Der Erkrankungsbeginn ist oft nicht genau faßbar. Angesichts der unter jungen Mädchen und Frauen weit verbreiteten Sorgen um Körpergewicht, Schlankheit und Diäten überrascht dies nicht. Für die Betroffenen gewinnen diese Themen zunehmend existentielle Bedeutung. Unter Vernachlässigung von immer mehr Lebensbereichen beschäftigen sie sich ausschließlich mit Essen, Kalorien-Zählen und Strategien zur Vermeidung einer Gewichtszunahme. Trotz also stark abgemagert-ausgehungertem Erscheinungsbild betonen sie, sich gut und leistungsfähig zu fühlen. Bis zuletzt wird versucht, in Schule, Studium oder Beruf überdurchschnittliche Leistungen zu erbringen. Die sozialen Kontakte reduzieren sich. Oft bleiben nur die Familie, eine „beste Freundin" oder – soweit vorhanden – der Partner als Kontaktpersonen.

Das Eßverhalten der Betroffenen ist durch „Einsparen" gekennzeichnet. Ausgehend von einseitig ausgelegten Informationen, bevorzugt Berichten aus Frauenzeitschriften, bestehen dezidierte Vorstellungen hinsichtlich der „richtigen" Ernährung. Standen bei den „verbotenen" Nahrungsmitteln früher Zucker bzw. Kohlenhydrate (Süßigkeiten, Kuchen, Nudeln etc.) im Mittelpunkt, wird heute „alles, was dick macht" bis hin zu den „versteckten Fetten" vom Speiseplan gestrichen. Erlaubt ist, was „leicht und natürlich" ist, vor allem Salat, daneben aber auch keineswegs natürliche Diätprodukte.

Am Tisch fallen Patientinnen, soweit sie es nicht bevorzugen, gemeinsamen Mahlzeiten aus dem Wege gehen, durch betont langsames Essen auf. Die Nahrung wird minutiös zerkleinert und auf dem Teller sortiert. Dazu wird viel Wasser getrunken und Salat verschlungen, um so den Magen zu füllen und Hungergefühl zu unterdrücken.

Zur Vermeidung einer Gewichtszunahme wendet ein Teil der Patientinnen zusätzlich Strategien an: Neben Heißhungeranfällen ist das selbstinduzierte Erbrechen und gegebenenfalls die Einnahme von Abführmitteln für den bulimischen Typ der Anorexie charakteristisch. Neben allgemeiner Ruhelosigkeit („Sitze nie, wenn du stehen, stehe nie, wenn du gehen, gehe nie, wenn du laufen könntest.") wird nicht selten exzessiv Sport getrieben mit dem Ziel, den Kalorienverbrauch zu erhöhen. Der hohe soziale Stellenwert von Sport und Fitneß dürfte hier zusätzlich motivationsfördernd wirken. Joggen, Radfahren oder Fitneßprogramme werden üblicherweise allein und oft bis zur völligen Erschöpfung durchgeführt. Dabei gönnen sich die Betreffenden erst dann Ruhe, wenn die oft minutiös errechnete Energiebilanz zumindest ausgeglichen ist.

Die Stimmung der sich auch zu diesem Zeitpunkt oft nicht krank fühlenden Betroffenen ist vielfach niedergeschlagen, dysphorisch, depressiv. Solange die Symptome der Eßstörung verschwiegen, abgestritten oder angesichts des Widerstandes der Betroffenen auch von den Angehörigen nicht offen angesprochen werden, besteht die Gefahr, daß die in der Regel als erste Anlaufstelle konsultierten Hausärzte die Diagnose einer Depression stellen und eine – angesichts der falschen Ausgangsdiagnose potentiell erfolglose – Behandlung einleiten. Gelingt der Einstieg in eine konsequente Therapie nicht, steht das Leben bzw. Vegetieren der Patientin schließlich ganz unter dem Vorzeichen der Krankheit und der therapeutischen Bemühungen zunehmend hilfloser Angehöriger und Therapeuten. Im Rahmen der eingefahrenen Dynamik erlebt sich die Patientin als weitgehend unfähig, neue Perspektiven zu entwickeln.

4. Geschichte eines Krankheitsbildes

Berichte über Personen, die ohne äußere Notwendigkeit oder erkennbare körperliche Erkrankungen die Nahrungsaufnahme einschränken oder einstellen, gibt es seit biblischer Zeit. Auf religiöse Gründe zurückgeführt oder als Akt der Selbstbestrafung verstanden, konnte das extreme Fasten im Spektrum vom Heiligen bis zu den auf Jahrmärkten ausgestellten „Hungerkünstlern" erhebliches Aufsehen erregen. Im 17. Jahrhundert finden sich im medizinischen Schrifttum erstmals Fälle, bei denen nach Ausschluß organischer Faktoren „nervöse" bzw. seelische Gründe als Ursache der Nahrungsverweigerung angenommen wurden. Der *Suppenkasper*, in der gleichnamigen Bildgeschichte des Frankfurter Psychiaters Heinrich Hoffmann (1845), hungert und verhungert als Ausdruck seiner Verweigerung gegenüber der Erwachsenenwelt.

Anorexia nervosa bedeutet frei übersetzt „seelisch bedingte Appetitlosigkeit". Obgleich Appetitlosigkeit gerade nicht für die treffender als „Magersucht" (wobei „Sucht" in seiner allgemeinen Bedeutung gemeint ist) bezeichnete Erkrankung charakteristisch ist, konnte sich dieser Begriff ausgehend von den bahnbrechenden Publikationen des französischen Internisten und Psychiaters Ernest-Charles Lasègue (*De l'Anoréxie Hystérique*, Paris 1873) und des englischen Nervenarztes

William W. Gull (*Anorexia Nervosa*, London 1873) im medizinischen und später im allgemeinen Sprachgebrauch etablieren. 1914 beschrieb der Pathologe Morris Simmonds ein der Anorexie ähnliches Krankheitsbild, daß er auf eine Unterfunktion des Hypophysenvorderlappens (Hirnanhangsdrüse) zurückführen konnte. Hiervon ausgehend wurde die Diskussion um eine mögliche organische bzw. hormonelle Ursache des Krankheitsbildes vorübergehend neu belebt. Letztendlich wurde deutlich, daß nur ein Bruchteil der Betroffenen entsprechende Befunde aufweist. Bis in die 70er Jahre des 20. Jahrhunderts dominierten dann vor allem psychoanalytische Erklärungsmodelle die Diskussion und Therapie der Anorexia nervosa.

In den vergangenen Jahrzehnten wurden Eßstörungen über Fachkreise hinaus bekannt und u.a. ausgiebig in den Medien thematisiert. Es liegt nahe, daß diese Entwicklung nicht ohne Auswirkungen auch auf das Krankheitsbild selber geblieben ist. Mußte früher jede Betroffene die Symptomatik individuell „erfinden", hatte sie nun, zumindest im Rahmen von Medienberichten, zahlreiche Vorbilder. Dieses mußte zwar das Gefühl der Betroffenen, einmalig zu sein, relativieren, legte aber andererseits die Eßstörung auch für solche Frauen, die ansonsten diesen Weg vielleicht nicht gegangen wären, als Möglichkeit der Konfliktbewältigung nahe (in diesem Zusammenhang wurden Anorexie und Bulimie mit der Hysterie, der „Modeerkrankung" junger Frauen der Jahrhundertwende verglichen). Das Phänomen (von Hilde Bruch als *me-too-anorexics* bezeichnet) hat mit einiger Wahrscheinlichkeit zum Anstieg der Häufigkeit dieser Eßstörungen und möglicherweise auch zu einer Verringerung des durchschnittlichen Schweregrades der Symptomatik beigetragen.

5. Die Suche nach den Ursachen

Daß Eßstörungen Ausdruck seelischer Störungen sein können, gilt heute als allgemein akzeptiert. Welcher Art diese Störungen jedoch sind bzw. welche Konstellationen von Traumata zur Manifestation einer Eßstörung führen, ist bis heute Gegenstand kontroverser Diskussionen. Einigkeit besteht dahingehend, daß es sich bei Eßstörungen, wie bei der Mehrzahl psychischer Störungen, um komplexe Phänomene handelt, die nicht monokausal auf eine bestimmte Ursache (z. B. sexuellen Mißbrauch, s. S. 75 ff.) zurückgeführt werden können. Prädisponierende, auslösende und die Symptomatik aufrechterhaltende Faktoren können unterschieden werden.

Als wichtiger, das Auftreten anorektischer Symptome begünstigender Faktor wurde schon früh die Möglichkeit einer genetisch-familiären Disposition vermutet. Heute nimmt man an, daß in den Chromosomen angelegte Merkmale bzw. bestimmte Konstellationen von diesen vergleichsweise diskrete neurophysiologische Funktionsstörungen bedingen können. Diese, soweit sie nicht zeitlebens unbemerkt bleiben, die für die Betroffene dann ein erhöhtes Risiko für das Auftreten von psychischen Störungen im allgemeinen oder einer Anorexie im besonderen bedeuten können.

Je nach therapeutischer Grundüberzeugung werden zudem unterschiedliche Aspekte der individuellen Biographie (z. B. Trennungssituationen) oder auch familiäre Interaktionsmuster als prädisponierende Faktoren diskutiert (s. u.).

Genetische Grundlagen
Die anschaulichsten Indizien für eine genetische Disposition zur Anorexie ergeben sich aus Familien- und vor allem Zwillingsuntersuchungen. Bei eineiigen, vom Erbgut her identischen Zwillingen sind, in bis zu 90 % der Fälle beide Geschwister betroffen. Die Koinzidenz bei zweieiigen Zwillingen und „normalen" Geschwistern ist signifikant niedriger. Ist ein Familienmitglied an einer Anorexie erkrankt, steigt das statistische Erkrankungsrisiko bei biologischen Verwandten auf etwa das dreifache an. Aus diesen Zahlen wurde errechnet, daß genetische Faktoren bis zu 50 % der Varianz des Auftretens von Eßstörungen erklären können.

Derzeit wird in Europa und den USA versucht, die hier relevanten genetischen „Marker" auf molekulargenetischer

55

Ebene zu ermitteln. Patienten und deren Angehörigen wird Blut abgenommen; die aus den weißen Blutkörperchen gewonnenen Chromosomen werden mit chromatographischen Methoden analysiert. Da es jedoch höchst unwahrscheinlich ist, daß Eßstörungen Folgen umschriebener chromosomaler Veränderungen sind und vermutlich unterschiedliche Genkonstellationen zu ähnlichen Symptomen prädisponieren können, sind einfache Zusammenhänge, die „genetische Tests" zur Ermittlung des potentiellen individuellen Eßstörungsrisikos erlauben würden, soweit absehbar nicht zu erwarten.

Neurobiologische Grundlagen

Akut untergewichtige Patientinnen zeigen eine Reihe auffälliger Befunde: Die Konzentrationen bestimmter Überträgerstoffe/Hormone (u. a. CRH – Corticotropin Releasing Hormon; Neuropeptid Y; Vasopressin) sind im Liquor, der das Gehirn umgebenden Flüssigkeit, erhöht. Beta-Endorphin, zum körpereigenen Schmerzregulationssystem gehörig, und Oxytocin sind hingegen erniedrigt. Da diese Hormonspiegel nach Normalisierung des Körpergewichtes ebenfalls in den Normbereich zurückkehren, liegt nahe, die Verschiebungen eher als Folge, denn als Ursache des Gewichtsverlustes zu interpretieren.

Serotonin wird von einem System funktionell verknüpfter Nervenzellen, das auf viele Hirnregionen und Funktionen dämpfend wirkt, als Botenstoff/Transmitter verwendet. Auch bei ehemaligen, aktuell normalgewichtigen Anorexie-Patientinnen fanden sich Hinweise auf eine Störung des Serotonin-Haushaltes in Form erhöhter Spiegel eines Serotonin-Abbauproduktes. Dafür, daß dieses für die Anorexie von weitreichender Bedeutung sein könnte, gibt es noch mehr Indizien: Untersuchungen zeigten, daß Patientinnen im Vergleich zu Gesunden ein signifikant höheres Ausmaß an Perfektionismus, Rigidität und Zwangssymptomen (letzteres auch außerhalb des Eßverhaltens) aufweisen. Aus der Behandlung von Zwangserkrankungen wiederum ist bekannt, daß hier auf den Serotonin-Stoffwechsel wirkende Medikamente (sogenannte Serotonin-Wiederaufnahmehemmer) therapeutisch wirksam sind. Anorektisches Eßverhalten könnte somit als Folge pathologisch erhöhter, die natürliche Impulsivität und Spontaneität unterdrückende Serotoninspiegel interpretiert werden. Eine entsprechende psychopharmakologische Behandlung der Anorexie erbrachte bislang allerdings keine überzeugenden Erfolge (s. S. 103 ff.). Dies läßt vermuten, daß die der Anorexie zugrundeliegenden Störungen erheblich komplexerer Natur sind. Die Serotonin-Hypothese der Anorexie kann somit, nach derzeitigem Wissensstand, bestenfalls Teilaspekte der Erkrankung erklären.

Das gleichzeitige Auftreten von Anorexie und anderen
psychischen Störungen (Komorbidität)
Untersuchungen ergaben, daß bis zu 90 % der sich in Behandlung befindlichen Anorexiepatientinnen Symptome im Sinne einer Depression zeigten. Nach Normalisierung des Gewichtes hielt die depressive Stimmungslage in 15–58 % der Fälle an. Zudem besteht für Betroffene ein erhöhtes Risiko, im Laufe des Lebens eine Angststörung (z.B. Panikattacken) zu entwickkeln. Es stellt sich die Frage, ob Depression (bzw. Angststörung) und Eßstörung ein gemeinsamer genetischer Faktor zugrunde liegt, ob zwei unabhängige Erkrankungen vorliegen, ob wiederum die Depression Folge des Untergewichtes oder aber das Untergewicht Folge der Depression ist.

Je nach Ausgangskollektiv und Diagnosekriterien erfüllten zwischen 23–80 % der untersuchten Anorexiepatientinnen die Diagnose einer Persönlichkeitsstörung. In einer Untersuchung wies ein Drittel der Betroffenen, neben den zwanghaften Aspekten des Eßverhaltens, Zwänge in anderen Bereichen auf, die die Diagnosekriterien einer Zwangserkrankung erfüllten. Es wurde versucht, bestimmte Persönlichkeitsprofile als zur Anorexie prädisponierend zu bestimmen. So beschreibt der amerikanische Psychiater Robert Cloninger im Rahmen einer elaborierten Persönlichkeitstheorie *low novelty seeking, high risk avoidance and high reward dependence* als wesentliche Merkmale. Demgegenüber, diese Ansätze relativierend, dokumentieren andere Untersuchungen die Heterogenität der unter der Diagnose einer Anorexie behandelten Patienten. Hier konnte z. B. zwischen leicht zwanghaften, ansonsten unauffälligen, schwerer „neurotischen" und emotional zurückgezogenen sowie u. a. durch Dysphorie, geringe Frustrationstoleranz und größere Impulsivität schwer beeinträchtigten Patientinnen unterschieden werden. Am augenscheinlichsten und statistisch signifikant unterscheiden sich die eher gehemmt-ängstlichen, restriktiv-anorektischen von den impulsiveren, bulimischen Patientinnen.

Analytische, tiefen- , ich- und familienpsychologische Erklärungsmodelle
Die Frage, welche biographische Konstellation in eine Anorexie führen kann, wird von den verschiedenen Therapieschulen unterschiedlich beantwortet. Es wurden hierzu teils sehr komplexe theoretische Konzepte entwickelt.

Die von Sigmund Freud begründete Psychoanalyse geht von einem differenzierten Konzept der menschlichen Entwicklung aus. Anorexie kann hierbei als „Regression" auf eine frühere Entwicklungsstufe bzw. als Stillstand in der Entwicklung verstanden werden. Mechanismen wie Spaltung, Verleugnung, Projektion oder auch, im Hinblick auf das Schlankheitsideal, Sublimierung bieten sich als Lösung der mit der Pupertät einhergehenden Konflikte – in Form einer Eßstörung – an: Die Nahrungsverweigerung kann als triebbeherrschende Leistung des „Ich" verstanden werden. Die Patientin erlebt sich ihrem Körper gegenüber als beherrschend-allmächtig (im Sinne eines „sekundären Narzißmus" auf der Stufe des „Größen-Selbst"). Andererseits regrediert sie in die Phase der Oralität, d. h. wird wieder Kind und von der Versorgung der Familie bzw. der Mutter abhängig (einhergehend mit „sekundärem Krankheitsgewinn", d. h., die Patientin wird vermehrt umsorgt, bekommt finanzielle Unterstützung etc.).

Systemtheoretische Überlegungen hingegen gehen von Störungen der familiären Interaktion aus. Die Erkrankung des Kindes wird dabei zum stabilisierenden Faktor der „Magersuchtfamilie", die von einer gestörten Beziehung der Eltern untereinander geprägt ist (überbeschützende Mutter und emotional distanzierter Vater). Das Geheimnis um die Krankheit und die Pflicht zur Fürsorge zwingt die Familienmitglieder zu engem Zusammenhalt („Festungsfamilie").

Ich-psychologische Konzepte gehen von Entwicklungsdefiziten der Patientin, etwa einer Störung der Selbstentwicklung, der Individuation und/oder der Separation/Ablösung aus. Ausgehend von einer „Deprivation", einer weitgehenden sozialen bzw. emotionalen Isolation des Kindes, mit der Folge von Selbstunsicherheit und einem Mangel an gesunder Körperakzeptanz kann im Rahmen pubertärer Ablösungskonflikte die Ausbildung der Erkrankung als einzig gangbarer Weg erscheinen. Dieser bleibt jedoch zwischen dem Wunsch nach Autonomie und krankheitsbedingter Abhängigkeit eine ambivalent besetzte Scheinlösung.

Schon aus methodischen Gründen bleibt die Frage, ob diese Konzepte richtig oder falsch sind, unbeantwortet. Es gibt keine Instrumente (Fragebögen etc.), die derart komplexe Hypothesen adäquat abbilden können. Am ehesten war dies noch bei familiendynamischen Ansätzen möglich. Untersuchungen ergaben zumindest in Grundzügen übereinstimmende Ergebnisse: Anorektische Patientinnen beschrieben ihre Familien als symbiontisch, konfliktvermeidend und mit geringen individuellen Freiräumen. Die Eltern bestätigten dies tendenziell, werteten die Ausprägung dieser Aspekte jedoch als deutlich weniger schwer. Solange prospektive Untersuchungen fehlen, in denen die Familieninteraktion *vor* Beginn der Erkrankung erfaßt wird, bleibt offen, in welchem Ausmaß solche Konstellationen Ursache oder Folge der Erkrankung.

Epidemiologie
Anorexie ist weit überwiegend eine Erkrankung junger, unverheirateter, noch bei oder in enger Beziehung zur Ursprungsfamilie lebender Frauen in westlichen Industrienationen. In Ländern der Dritten Welt bzw. Gesellschaften mit traditionell-hierarchischen Familien- und Sozialstrukturen ist die Erkrankung praktisch unbekannt. Immigrieren Personen

aus diesen Ländern z. B. nach Deutschland oder in die USA, kommt es zu einem deutlichen Anstieg der Erkrankungshäufigkeit. In Deutschland lebende Mädchen griechischer Abstammung leiden signifikant häufiger an Anorexie als ihre Altersgenossinnen in der Heimat.

Ob auch der Sozialstatus Einfluß auf die Erkrankungshäufigkeit hat, erscheint fraglich. Vermutungen, nach denen die Erkrankung in mittleren und höheren Gesellschaftsschichten häufiger sei, konnten in Holland, wo man über ein gut ausgebautes medizinisches Versorgungssystem verfügt, nicht bestätigt werden. Die Stellung des Kindes im Rahmen der Geschwisterfolge, ob es ältestes oder – behütetes – jüngstes Kind ist, hat, zumindest statistisch gesehen, keinen signifikanten Einfluß.

In körperexponierten Gruppen wie Turnern, Sportgymnasten, Ballettänzerinnen oder Fotomodellen sind Anorexiepatienten deutlich häufiger als in der Normalbevölkerung. Neben der Möglichkeit, daß zur Anorexie disponierte Mädchen (und Männer) bevorzugt solche Sportarten wählen, besteht in entsprechenden Leistungskadern ein mitunter extremer Druck, der die Aktiven indirekt oder direkt zu strengem Diätverhalten zwingt.

Wie häufig kommt Anorexia nervosa vor? Die im folgenden referierten Zahlen lassen sich nur dann richtig bewerten, wenn die mit ihrer Erhebung verbundenen methodischen Probleme berücksichtigt werden: Werden Patientinnen erfaßt, die sich bereits in Behandlung befinden, ist davon auszugehen, daß es sich dabei um schwerer Erkrankte handelt, die zudem über Geld oder eine Krankenversicherung verfügen. Um dieses Problem zu umgehen, wurde versucht für die Bevölkerung repräsentativ ausgewählte Personen zu befragen. Da anzunehmen ist, daß gerade potentiell Betroffene nicht offen über ihre Probleme sprechen, wird in epidemiologischen Untersuchungen ein Vorgehen in zwei Schritten gewählt: Zunächst werden mit einem eher allgemeinen Fragebogen diejenigen herausgesucht, bei denen ein erhöhter Verdacht bestehen könnte. Diese werden dann einzeln im Rahmen eines strukturierten Interviews befragt. Wichtig sind zudem die verwendeten Diagnosekriterien, was insbesondere bei der Interpretation älterer Untersuchungen berücksichtigt werden muß.

Grundsätzlich müssen die Prävalenzrate, d.h. die aktuelle Anzahl von Betroffenen in einer bestimmten Population, und die Inzidenzrate, d.h. die Anzahl der Neuerkrankungen eines Jahres, meist auf 100 000 Personen beiderlei Geschlechtes und aller Altersgruppen bezogen, unterschieden werden. Die Zusammenschau aller methodisch akzeptablen Untersuchungen zur Prävalenz ergibt einen Durchschnitt von etwa 280 Anorexie-Betroffenen auf 100 000 junge Frauen und eine Inzidenz von 5–8,1 pro 100 000/Jahr. Damit ist die Anorexie deutlich seltener als die Bulimie (s. S. 77).

6. Krankheitsverlauf

Seit den 50er Jahren wurden Krankheitsverläufe von Anorexiepatientinnen dokumentiert. Diese Daten sind jedoch nur eingeschränkt aussagekräftig: In der Regel wurden Patientinnen im Anschluß an bestimmte Behandlungen nachuntersucht. Zum einen ist davon auszugehen, daß hier vor allem schwerer Erkrankte erfaßt wurden; zum anderen wurden die Untersuchungen von spezialisierten Therapiezentren, überwiegend mit kognitiv-verhaltenstherapeutischer Ausrichtung, durchgeführt, die sich vermutlich durch ein besonders intensives Therapieangebot auszeichnen. Bei einer zusammenfassenden Betrachtung aller methodisch einigermaßen plausiblen Verlaufsuntersuchungen ergeben sich folgende Zahlen: Langfristig erreichen etwa 59 % der (ehemaligen) Patientinnen wieder ein im Normalbereich liegendes Körpergewicht, bei 49 % ist das Eßverhalten unauffällig, 43 % sind gesund, d.h. erfüllen nicht die Kriterien einer Eß- oder anderen psychischen Störung, 36 % sind hinsichtlich des Eßverhaltens gebessert, 20 % unverändert schlecht bzw. chronisch erkrankt, und etwa 5 % sind in Folge der Erkrankung verstorben (je nach Untersuchung schwankt die Sterblichkeit zwischen 0 und 21 %). Abhängig vom Zielkriterium ergeben sich demnach unterschiedliche Heilungsraten. Etwa die Hälfte der Patienten gesundet (im engeren oder weiteren) Sinne, bei etwa einem Drittel kommt es zu einer deutlichen Besserung, die übrigen zeigen einen chronifizierten, teils letalen Verlauf.

Die angegebenen Zahlen sind Mittelwerte, hinter denen sich erhebliche Abweichungen verbergen. Patientinnen, die bei Therapiebeginn schwerer bzw. länger erkrankt waren, hatten einen tendenziell schlechteren Verlauf. Aus ethischen Gründen ist es undenkbar, Patientinnen langfristig unbehandelt zu lassen. Somit bleibt u. a. auch offen, welchen Einfluß die während der dokumentierten Zeit durchgeführten Therapien auf den Verlauf hatten.

Bei Beobachtungszeiträumen von mehr als vier Jahren ergeben sich statistisch kaum noch Verschiebungen. Dies bedeutet nicht, daß nun für die einzelne Patientin ein stabiler Zustand eingetreten wäre. In 12 bis 22 % kommt es zu Rückfällen, ein Teil der zunächst günstigen Verläufe verschlechtert sich auch noch nach mehreren Jahren. Andererseits kann es nach ungünstigem Verlauf in einigen Fällen noch nach zehn und mehr Jahren zu einer Besserung kommen. Auch hinsichtlich des Verlaufes erweist sich die Anorexie somit als ein höchst komplexes Phänomen. Eine nach stationärer Therapie als geheilt entlassene Patientin ist ebensowenig „sicher gesund", wie ein nach mehreren erfolglosen Therapien „hoffnungsloser Fall" dieses Stigma verdient.

Es wurde versucht, die für den individuellen Verlauf prognostisch relevanten Faktoren zu identifizieren. Während in der Kindheit beginnende Anorexien eine vergleichsweise schlechte Prognose haben, ist ein Beginn in der frühen Adoleszenz prognostisch günstig. Günstig sind zudem eine konfliktarme Beziehung der Patientin zu ihren Eltern, ein kurzes Intervall zwischen dem Beginn der Symptomatik und der Therapie, ein gehobener Sozialstatus und ein höheres Bildungsniveau. Prognostisch ungünstig sind, zusätzlich zu den Umkehrungen der genannten Faktoren, ein mit Erbrechen bzw. bulimischer Symptomatik einhergehender Verlauf, ein großer initialer Gewichtsverlust sowie eine längerfristig vorbestehende anorektische Symptomatik. Diese statistisch ermittelten Werte erklären die Unterschiede zwischen den individuellen Verläufen nur zu einem vergleichsweise geringen Teil und besitzen im Einzelfall nur geringe Vorhersagekraft.

Medizinische Komplikationen

Jede deutliche Unterschreitung des Normalgewichtes ist für den Organismus potentiell bedrohlich. Um die Handlungsfähigkeit sicherstellen zu können, werden schrittweise alle verfügbaren Energiereserven mobilisiert und die für das Überleben nicht entscheidenden Aktivitäten reduziert und schließlich eingestellt. In diesem Kontext, gesteuert von Hypothalamus und Hypophyse (s. S. 27 ff.), kommt es zu charakteristischen Veränderungen: Der Cortisolspiegel steigt an, was u. a. durch den Abbau von Fettgewebe und die Freisetzung von Zucker aus der Leber zu einer Mobilisierung von Energiereserven führt. Die Schilddrüsenhormone und in Folge dessen der Grundumsatz (s. S. 11 f.) sind hingegen reduziert. In diesem Kontext ist wohl auch die Erhöhung des Cholesterinspiegels im Blut zu verstehen (eine Verordnung von cholesterinarmer Diät ist bei Anorexiepatienten kontraindiziert!). Schließlich sind die für die Sexualfunktionen maßgeblichen Hormone erniedrigt. Dies führt zu einer Rückbildung der Geschlechtsorgane und zum Ausbleiben des Zyklus (Amenorrhoe).

Das eingefallen-kachektische Aussehen und die medizinischen Komplikationen der Anorexie sind somit Folge eines prinzipiell gesunden Mechanismus. Um den Energieverbrauch zu reduzieren ist die Körpertemperatur erniedrigt, die Haut trocken und blaß, das Herz schlägt langsamer, der Muskeltonus ist erniedrigt. Auch die vegetativen Funktionen sind beeinträchtigt, die Magenentleerung ist verzögert und die Darmtätigkeit verlangsamt, was zusammen mit der geringen Nahrungsmenge zur Obstipation/Verstopfung führt. Langfristig nimmt die Körperbehaarung in Form feiner Lanugo-Behaarung zu. Neben vielem anderen kommt es zudem zu einer Verminderung der Anzahl weißer Blutkörperchen (Leukopenie). Da die von den Patientinnen eingenommene Nahrung

in aller Regel zwar kalorienarm, aber vergleichsweise eiweiß-
und vitaminreich ist, sind klinisch manifeste Vitamin-Mangel-
zustände selten.

Auch das Gehirn leidet unter der Kachexie und dem damit
einhergehenden Flüssigkeitsverlust (Exsikkose). Es kommt zu
einer Aufweitung der kortikalen Windungsfurchen und der
Ventrikel. Im Computer- oder Kernspintomogramm, d.h. bei
radiologischer Untersuchung, erscheint das Gehirn als in der
Größe reduziert. Dementsprechend haben zumindest ausgeprägt anorektische Patientinnen deutliche kognitive und emotionale Einschränkungen. Sowohl die organischen Veränderungen als auch die psychischen Beeinträchtigungen bilden
sich bei einer Normalisierung des Körpergewichtes in der Regel zurück.

Erst in den letzten Jahren wurde bemerkt, daß es im Verlaufe eines langjährigen Untergewichtes zur Osteoporose, d.h.
einer krankhaften Verminderung der Knochenmasse kommt,
was Knochenbrüche („Spontanfrakturen") auch nach leichten
Traumata und degenerative Veränderungen begünstigt. Üblicherweise erreicht das Knochenwachstum im Alter von 25–35
Jahren sein Maximum. Je später die Menarche eintritt bzw. je
länger sie ausbleibt, um so fragiler werden die Knochen. Star-
kes Untergewicht geht mit einem „hypogonadotropen Hypo-
gonadismus" einher, d.h. mangels ausreichender Stimulierung
sind die Blutspiegel der Geschlechtshormone reduziert. Der
Östradiolspiegel anorektischer Patienten entspricht dabei dem
postmenopausaler Frauen. Dies hat einen ausbleibenden Aufbau oder aber einen zunehmenden Abbau des Knochens zur
Folge. Die Wirbelsäule ist hierbei graduell stärker betroffen
als die Knochen der Extremitäten. Es wird diskutiert, daß
auch nächtlich erhöhte Cortisonspiegel diesen Prozeß fördern.
Ein Calcium-Mangel, bedingt durch Mangelernährung oder
aber durch vermehrten Calcium-Verlust (im Rahmen von
Diuretika- oder Laxantienmißbrauch), kann erschwerend hin-
zukommen. Bei anorektischen Patienten ist ein Abbau der
Knochenmasse von etwa 3 % des Ausgangswertes pro Jahr
radiologisch nachgewiesen worden. In der Regel ist es dem

Körper später wohl nicht mehr möglich, einen bereits eingetretenen Abbau der Knochendichte auszugleichen, d.h., im Gegensatz zu anderen körperlichen Folgen der Anorexie, bleibt dieser Schaden bestehen und kann im Alter, wenn zudem der physiologische Abbau der Knochendichte einsetzt, zu schwerwiegenden orthopädischen Problemen führen. Bislang war man davon ausgegangen, daß der Prozeß durch die Verordnung der Pille (Östrogen-Gestagen-Sequenzpräparat) und zusätzliche Calcium-Einnahme aufgehalten werden kann. Die Ergebnisse entsprechender Studien waren jedoch weitgehend desillusionierend. Nach heutigem Wissensstand kann den Betroffenen somit nur die möglichst kurzfristige Normalisierung des Körpergewichtes als Schutz vor Osteoporose empfohlen werden.

VI. Freß-Brech-Sucht – Bulimia nervosa

1. Diagnostische Kriterien

Leitsymptom der Bulimie sind die wiederholt auftretenden „Heißhunger"- bzw. „Freßattacken". Innerhalb kurzer Zeit verschlingen die Betroffenen erheblich mehr, als Gesunde in der jeweiligen Situation essen würden und sie vom Verstand her selber für angemessen halten. Sie haben dabei das Gefühl, die Nahrungsaufnahme bezüglich der Menge und Zusammensetzung nicht mehr steuern zu können. Bei den in der Regel heimlich stattfindenden Attacken können so mehr als 10 000 Kilokalorien vertilgt und buchstäblich der Kühlschrank ausgeräumt werden. Zur Diagnose einer Bulimia nervosa sind nach DSM-IV zumindest zwei Anfälle pro Woche über einen Zeitraum von drei Monaten erforderlich; die ICD-10-Kriterien bleiben in bezug auf Ablauf, Häufigkeit und Dauer der Eßattacken vergleichsweise unbestimmt („Eßattacken, bei denen große Mengen Nahrung in sehr kurzer Zeit aufgenommen werden").

Selbstwahrnehmung und Selbstbewußtsein bulimischer Patientinnen orientieren sich in hohem Maße an Figur und Körpergewicht. Kompensatorisch zu den als unkontrollierbar und unabwendbar erlebten „Freßattacken" versucht die überwiegende Mehrzahl der Betroffenen (80–90 %) durch gezielt eingesetztes, mitunter auch als automatisch empfundenes Erbrechen einer drohenden Gewichtszunahme entgegenzuwirken. Ergänzend oder seltener alternativ wird mit dieser Zielsetzung eine mißbräuchliche Einnahme von Abführmitteln, Diuretika oder anderen Medikamenten (Appetitzüglern, Psychostimulanzien) und/oder übermäßige sportliche Aktivitäten betrieben. Die Beschäftigung mit dem Essen, der Figur und dem Gewicht kann dabei zum einzigen Lebensinhalt werden.

Grundsätzlich kann bulimisches Eßverhalten bei zu niedrigem, bei normalem und auch bei erhöhtem Körpergewicht auftreten. Die Diagnose einer Bulimie setzt definitionsgemäß voraus, daß die Betreffende nicht untergewichtig ist bzw. nicht die Anorexiekriterien erfüllt. Entsprechend DSM-IV wird bei einer untergewichtigen Patientin mit typisch bulimischem Eß-verhalten eine Anorexia nervosa, „Binge-Eating/Purging"-Typ, diagnostiziert, nach ICD-10 eine Anorexie.

2. Bulimia nervosa aus der Sicht einer Betroffenen

Der Bericht einer 20jährigen bulimischen Patientin (172 cm/ 65 kg) zeigt die hinter der medizinischen Diagnose stehende individuelle Problematik auf:

Mein Vater ist Arzt, meine Mutter Hausfrau. Ich wurde als zweites von drei Kindern geboren. Zu meinem Vater, der abends immer erst spät aus der Klinik kam, hatte ich kein in-tensives, aber ein recht gutes Verhältnis, z. B. beim Wandern im Urlaub. Meine Mutter war immer lieb und nett zu mir, ich weiß nicht, warum ich mich dennoch nicht wirklich von ihr angenommen fühlte. Ich war ein ziemlich aufsässiges, freches Kind und genoß es, auch in der Schule, mit meiner Freundin albern zu sein. Meine Eltern ließen mir relativ viel Freiheit dazu. Mit 15 fing ich an, regelmäßig abends und an den Wo-chenenden wegzugehen. Ich fing an, die Leute, die anders als ich, so offen und gefühlsbetont, waren, zu beneiden. Ich fühlte mich im Vergleich dazu verklemmt und verschlossen, habe meine Eltern dafür verantwortlich gemacht. In der 12. Klasse machte ich meine ersten sexuellen Erfahrungen. Zu längeren Beziehungen war ich aber nicht fähig. Darin liegt ein großes Problem von mir. (...) Kurz nach meinem 16. Geburtstag las ich in Frauenzeitschriften Artikel über gesunde Ernährung und deren Auswirkung auf die Schönheit. Ich wog damals 62 kg bei einer Größe von 172 cm und fühlte mich ein wenig zu dick. Also entschloß ich mich, mich gesünder zu ernähren und abzunehmen. Ich aß weniger Süßes und weniger Fett, las immer mehr über Gesundheit und wurde immer strenger mit mir. Das Abnehmen war relativ leicht, was mich weiter an-spornte. Nach zwei Monaten wog ich 55 kg, später 49 kg, hatte dabei furchtbare Angst, wieder zuzunehmen. Meine El-tern machten sich Sorgen, weil ich „so klapprig" aussah. Für mich galt, je leichter, desto schöner. Irgendwann hab ich dann doch mehr gegessen, aß plötzlich auch alle verbotenen Lebensmittel. Ich bekam Panik, ein Wechsel aus Hungerphasen und Freßphasen begann. In meiner Panik begann ich, mich zu erbrechen, und ich nahm Abführmittel ein. Ich mußte mich dann bis zu fünf Mal am Tag übergeben, fühlte mich anschließend etwas besser. Die Ausbildung, die ich nach dem Abi, das ich gerade noch geschafft habe, begonnen hatte, mußte ich abbrechen. Ich komme aus dem Teufelskreis nicht heraus. Durch das ständige Hungern und Fressen nehme ich in letzter Zeit immer stärker zu und kann dies nicht mehr aushalten (z. Z. 65 kg). Ich glaube, meine Selbstzweifel und Minderwertigkeitskomplexe sind an allem schuld, meine körperlichen und seelischen Beschwerden sind eng verknüpft. Ich weiß nicht, wie ich es schaffen soll, wieder ein geregeltes Eßverhalten zu bekommen. Hunger und Sättigung spüre ich nicht mehr. Ich bin zu Hause ausgezogen, habe eine eigene Wohnung. Den Kontakt zu meinen Freunden habe ich verloren, weil ich praktisch nur noch mit dem Essen, Einkaufen, Fressen und Erbrechen beschäftigt bin. Alleine komme ich da nicht mehr heraus.

3. Das klinische Bild

Die Persönlichkeit von Bulimikerinnen, im Vergleich zu restriktv-anorektischen Patientinnen, ist charakteristischerweise weniger zwanghaft, dafür aber emotional labiler und impulsiver. Aufgrund des normalen Körpergewichtes sind hier medizinische Komplikationen, abgesehen von den aus Erbrechen, Laxantien- und/oder Diuretikamißbrauch resultierenden Elektrolytstörungen, in der Regel weniger schwerwiegend.

Die Bulimie entwickelt sich oft aus einer Anorexie und praktisch immer aus restriktivem Eßverhalten heraus. Die ihren Körper als unvorteilhaft dick empfindenden Patientinnen versuchen, durch Diäten ihr Gewicht zu reduzieren. Die relative Unterernährung wiederum begünstigt das Auftreten von Heißhungerattacken.

Spontan, nicht selten auch auf Anregung von Freundinnen oder Medienberichten hin, „entdecken" junge Frauen das induzierte Erbrechen: „Ich kann damit essen, was und wieviel ich will, ohne zuzunehmen." Während anfangs der Brechreflex durch den Finger im Hals ausgelöst werden muß, reicht später oft ein Beugen über die Toilette bzw. die Anspannung von Brust- und Bauchmuskulatur aus. Nur wenige wenden eingreifendere Methoden, etwa das Einführen von Schläuchen in den Magen oder Brechmittel an. Der als Brechmittel wirkende Ipecac-Sirup ist in Deutschland, im Unterschied zu den USA, rezeptpflichtig und damit nur ausnahmsweise erreichbar. Auch die Regurgitation, das unmittelbare Hervorwürgen, gerade erst verschluckter, noch nicht in den Magen gelangter Nahrung aus der Speiseröhre, wird selten praktiziert.

Zumindest kurzfristig wird das Erbrechen von vielen Betroffenen als angenehm erlebt. Über die Entledigung von übermäßig aufgenommener Nahrung hinaus, können damit innere Anspannungen reduziert werden. Andererseits werden Heißhungerattacken und Erbrechen in der Regel als peinlich empfunden, als schuldhaftes Versagen erlebt und oft über viele Jahre vor den Angehörigen geheimgehalten. Demonstrative Konfrontationen, etwa das unübersehbare Hinterlassen leerer Packungen im geplünderten Eisschrank, können sowohl Ausdruck einer resignativen Kapitulation vor der Erkrankung als auch Appell um Aufmerksamkeit und Hilfe sein.

Freßattacken sind nicht selten geplante, regelmäßige Bestandteile des Tagesablaufes. Die Nahrungsmittel werden gezielt ausgesucht und gehortet. „Verbotene" hochkalorische, süße oder fettige Speisen, auch weil sie beim Erbrechen vergleichsweise „gut rutschen", werden bevorzugt.

Viele bulimische Patientinnen erleben sich als depressiv, antriebsarm und freudlos, was in der Regel erst im Anschluß an die Manifestation der Eßstörung auftritt. Sie fühlen sich dabei in sozialen Situationen häufig ängstlich, gleichermaßen hilflos und angespannt, was sie gegebenenfalls durch betont selbstsicheres Auftreten zu überspielen versuchen. Situationen, in denen Essen zum Thema werden könnte, etwa Einladungen auf

Feiern, werden gemieden, was die soziale Isolation verstärkt. Im Rahmen dieser Konstellation, mit sich und dem Körper unzufrieden, suchen einige Befriedigung und Selbstbestätigung durch Alkohol, Drogen und/oder erhöhte Promiskuität.

Das Denken der Betroffenen kreist zuletzt fast ausschließlich um das Thema „Essen", im Teufelskreis von Fasten, Heißhunger, Freßattacken und gewichtsregulierenden Maßnahmen, gleichermaßen angetrieben vom Wunsch, sich durch eine attraktiv-schlanke Figur auszuzeichnen, und Schuld- und Minderwertigkeitsgefühlen. Die Betroffenen sind dabei zunehmend außerstande, den Anforderungen des täglichen Lebens zu entsprechen.

4. Von der Todsünde der Völlerei zur Freß-Brech-Sucht

Der Begriff „Bulimie", abgeleitet aus dem griechischen *bous* = Ochse und *limos* = Hunger, war schon in der Antike gebräuchlich und findet sich seit dem 14. Jahrhundert im medizinischen Schrifttum. Die Zuordnung der als „boulimos" bezeichneten Krankheitsbilder zu einer „modernen" Erkrankung ist retrospektiv nicht mehr möglich. Der Begriff beschreibt vielmehr verschiedenste mit Heißhunger, Völlerei oder übermäßiger Gefräßigkeit einhergehende Zustände. Im 19. Jahrhundert gelegentlich als Begleitphänomen anorektischer Patienten beschrieben, wurde in der Zeit nach dem Zweiten Weltkrieg das unkontrollierte Verschlingen großer Nahrungsmengen gerade bei solchen Patientinnen zunehmend häufiger beobachtet. Nachdem noch die 1977 erschienene, neunte Version des ICD Bulimie unspezifisch als „übermäßige Nahrungsaufnahme" definiert hatte, beschrieb der englische Psychiater Gerald Russell anhand detaillierter klinischer Beobachtungen 1979 erstmals die Bulimie in ihrer heutigen Form als „variant of anorexia nervosa". Von den zunächst verwendeten Bezeichnungen wie „Bulimarexie", „Binge-Purge-Syndrom", „Thin-Fat-People" u. a. konnte sich schließlich Bulimia nervosa als Diagnosebegriff durchsetzen. Nicht zuletzt durch die lebhafte Diskussion auch von feministischer

Seite und eine intensive Berichterstattung in den Medien wurde „Bulimie" zu einem in weiten Kreisen der Öffentlichkeit geläufigen Begriff. Prominenteste Patientin war bislang Lady Diana, deren Krankengeschichte in Frauenzeitschriften und der Regenbogenpresse detailliert ausgebreitet wurde.

Genetische Grundlagen

Das Risiko biologisch Verwandter von Bulimiepatientinnen, ebenfalls zu erkranken, ist etwa um das Dreifache erhöht. Eine an 2 000 weiblichen Zwillingen durchgeführte Untersuchung ergab, daß bei Eineiigen signifikant häufiger beide Schwestern von einer Bulimie betroffen sind als bei Zweieiigen. Es wurde errechnet, daß die Wahrscheinlichkeit, an Bulimie zu erkranken, in 50 % der Fälle auf genetische Einflüsse zurückgeht. Im Rahmen dieser Studie fiel allerdings auch auf, daß die Erkrankung unter den – bezogen auf das Geburtsjahr – jüngeren Frauen häufiger ist, was die Bedeutung der nicht-genetischen Faktoren unterstreicht.

Andere Untersuchungen gaben Hinweise darauf, daß eine bulimische Symptomatik gegebenenfalls auf Grundlage unterschiedlicher genetischer Konstellationen entstehen kann. So fanden sich bei eineiigen anorektischen Zwillingen im Hinblick auf die bei einem Teil dieser Patientinnen gestellte Zusatzdiagnose einer bulimischen Symptomatik keine erhöhten Konkordanzen.

Gegenwärtig wird vor allem eine vermutlich genetisch determinierte, in bestimmten Hirnarealen verminderte Serotonin-Aktivität als zur Bulimie führender oder die Symptomatik zumindest begünstigender Faktor diskutiert (s. S. 103 f.).

Begleitende Erkrankungen (Komorbidität)

Knapp die Hälfte der Bulimiepatientinnen, die sich in klinische Behandlung begeben, leiden gleichzeitig an einer depressiven Symptomatik; bei Anorexiepatientinnen ist der entsprechende Anteil deutlich niedriger (s. S. 57 f.). In der Mehrzahl der Fälle bildet sich die depressive Stimmungslage erst im Verlauf der Bulimie aus und klingt parallel zur Stabilisierung des Eßverhaltens ab. Es liegt nahe, im bulimischen Eßverhalten bzw. den damit verbundenen Gewichtsschwankungen einen für die depressive Stimmungslage ursächlichen Faktor zu vermuten. Untersuchungen an Gesunden zeigten, daß intermittierende Hungerphasen mit Depressionen einhergehen. Der parallel hierzu erniedrigte Noradrenalinspiegel wurde als neurobiologische Verbindung zwischen körperlichem und seelischem Zustand vermutet. Zudem dürften auch psychodynamische Aspekte im Sinne einer depressiven Verarbeitung der Eßstörung oder der sich daraus ergebenden sozialen Komplikationen zur depressiven Stimmungslage beitragen.

Unter den Verwandten von Bulimiepatientinnen finden sich häufiger depressiv Erkrankte als in den Familien Gesunder; laut Aussage einiger Studien ist dieses nur bei depressiv-bulimischen Patienten der Fall. Dieser interessante Befund ließ sich jedoch in anderen Untersuchungen nicht bestätigen. Gegen eine gemeinsame genetische Grundlage von Bulimie und Depression, aber auch gegen die These, Bulimie sei eine besondere Erscheinungsform der Depression, spricht vor allem, daß Bulimie in mit Depressionen belasteten Familien nicht häufiger vorkommt als in der Allgemeinbevölkerung.

Zwischen 20–50 % der Bulimikerinnen, etwa zehnmal mehr als in ihrer Altersgruppe üblich, leiden unter Ängsten im Rahmen sozialer Interaktionen, was sich zumindest teilweise aus der Dynamik der Eßstörung herleiten läßt (s. S. 66 f.). Darüber hinausgehende Angst- oder Panikstörungen treten bei Bulimiepatientinnen hingegen nicht vermehrt auf.

Der wiederholt postulierte Zusammenhang zwischen der Freß-Brech-Sucht und anderen Suchterkrankungen spielt nicht zuletzt für das Selbstverständnis vieler Betroffener eine zentrale Rolle. Der Name und das Konzept der Selbsthilfegruppe *overeaters anonymous* orientieren sich am Vorbild der „Anonymen Alkoholiker". Handelt es sich bei der Bulimie um eine Sucht im engeren Sinne, vergleichbar mit der Alkoholabhängigkeit? Experimentelle Untersuchungen gingen der Frage nach, ob die Freßsucht eine Sucht nach Kohlenhydraten/ Zucker ist. Es zeigte sich jedoch, daß die Aufnahme größerer

Kohlenhydratmengen bei Bulimiepatientinnen keineswegs zu einer Stimmungsverbesserung führt. Nach Aufnahme kleiner Kohlenhydratmengen zeigten die Betroffenen kein vermehrtes Verlangen nach Zucker (in diesem Zusammenhang ist nicht unwichtig, daß auch der Kontrollverlust von Alkoholikern biologisch keineswegs zwangsläufig ist, sondern seinerseits als weitgehend erlerntes Verhalten verstanden werden muß). Die Freß-Brech-Sucht ist somit nur im allgemeinen bzw. übertragenden Sinne eine Suchterkrankung. Eine Überstrapazierung diese Analogie, auch im Rahmen der Behandlung, geht an der Komplexität der Eßstörung vorbei.

Es gibt andererseits Hinweise darauf, daß Bulimiepatientinnen ein erhöhtes Risiko haben, parallel zur Eßstörung eine Suchterkrankung im engeren Sinne, etwa eine Alkoholabhängigkeit, zu entwickeln. Als Ursache des Phänomens wird neben derzeit nicht näher spezifizierbaren genetischen und neurobiologischen Mechanismen ein gesteigertes Verlangen nach psychisch stimulierenden Substanzen in Folge der reduzierten Nahrungsaufnahme und der begleitenden depressiven Symptomatik angenommen. Untersuchungen zur Häufigkeit dieser Komorbidität erbrachten divergierende Befunde: Zwischen 14 und 50 % der sich in Behandlung befindlichen Bulimikerinnen erfüllten die Kriterien einer Alkoholabhängigkeit. Eine Studie in Japan fand unter alkoholabhängigen Frauen – nicht aber unter Männern – 24mal häufiger Bulimiepatientinnen, als zu erwarten gewesen wäre. Eine in den USA durchgeführte Untersuchung konnte diese Relationen nicht bestätigen; hier waren unter den Alkoholkranken Bulimiepatientinnen zwar signifikant, aber deutlich weniger stark überrepräsentiert (6,17 % versus 3,46 % in der Kontrollgruppe). Es liegt nahe, die Erklärung für die erhebliche Varianz in der jeweiligen Patientenauswahl und gegebenenfalls auch bei soziokulturellen Faktoren zu vermuten.

Untersuchungen zufolge haben Bulimie- im Vergleich zu Anorexiepatientinnen ihre Gefühle und insbesondere auch Gefühlsausbrüche schlechter unter Kontrolle (Störungen der Impulskontrolle) und eine geringere Frustrationstoleranz. Die angesichts solcher Probleme nicht selten diskutierte Diagnose einer Persönlichkeitsstörungen setzt allerdings voraus, daß überdauernde, mit erheblichen Einschränkungen der sozialen Funktionen und subjektivem Leiden einhergehende Verhaltensmuster bestehen. Persönlichkeitsstörungen im Sinne einer psychiatrischen Diagnose sind unter den sich in Behandlung begebenden Patientinnen auffallend häufig, nämlich zwischen 21 % und 77 %. Neben Persönlichkeitsstörungen mit dramatisch-emotionsbetonten Zügen (sogenannte histrionische Persönlichkeit) wurden vor allem die Borderline-Persönlichkeitsstörungen (je nach Kollektiv in 2 %–47 %) sehr häufig diagnostiziert. Diese extreme Häufung der durch Impulsivität, Impulskontrollstörungen, selbstschädigende Tendenzen sowie instabile, zwischen Idealisierung und Ablehnung schwankende Beziehungsmuster gekennzeichneten Borderlinestörungen muß kritisch hinterfragt werden, zumal die Diagnose prognostisch schwerwiegend ist. Die entsprechenden Symptome waren zumindest bei einem Teil der Patientinnen nur während der akuten Phase ihrer Eßstörung zu beobachten. Die Vermutung liegt nahe, daß – wohl nicht selten – psychische Veränderungen im Rahmen einer akuten Eßstörung das Bild einer Borderlinestörung imitieren können.

Psychische Ursachen

Die psychodynamischen Erklärungsmodelle der als Diagnose relativ neuen Bulimie wurden in enger Anlehnung an die Vorstellungen zur Anorexie entwickelt (s. S. 58 f.). Die Bulimie erscheint dabei als mißglückter Versuch der Betroffenen, anorektisch zu sein, d. h. den Körper dem Willen zu unterwerfen. Statt dessen geraten sie in einen Teufelskreis aus erfolglosem Streben nach Schlankheit, restriktivem Essen, Heißhungerattacken, Erbrechen und Schamgefühlen, wobei letzteres die Tendenz der Betroffen, ihr Eßproblem geheim zu halten, nachvollziehbar macht.

Die Interaktionsmuster in den Familien von bulimischen Patientinnen unterscheiden sich deutlich von denen anorektischer: Eine kritisch-distanzierte Haltung der Angehörigen ist häufig, die Familie wird weniger idealisiert, die Beziehungen untereinander sind weniger stabil. Auch hier bleibt offen, inwieweit diese Merkmale Ursache oder Folge der Eßstörung sind.

Sexueller Mißbrauch als Ursache und Verlaufsprädiktor
Zumindest seit Mitte der 80er Jahre wird die Frage, ob Eßstörungen und insbesondere Bulimie Ausdruck oder Folge eines in Kindheit oder Jugend erlittenen sexuellen Mißbrauches sind, diskutiert. Unbestritten ist, daß sexueller Mißbrauch ein schwerwiegendes psychisches Trauma bedeutet: Für das Opfer beinhaltet er das Erleben von Gewalt, Machtlosigkeit, Erniedrigung und nicht selten gleichzeitig auch das Gefühl, durch das eigene Verhalten Schuld oder Mitschuld zu haben. Die Reaktion der Familie und des sozialen Umfeldes ist häufig mitentscheidend, ob aus dem Mißbrauch eine bleibende bzw. latente psychische Belastung resultiert. Prognostisch problematisch ist, wenn es der Betroffenen nicht möglich ist, über den Mißbrauch zu sprechen, wenn die Schuld implizit oder explizit beim Opfer gesucht und der Täter, z. B. aufgrund seiner hierarchischen Position, als unangreifbar erscheint. Mißbrauch spielt sich überwiegend in der Kernfamilie ab, das Opfer bleibt mit seinen emotionalen Problemen nicht selten alleine. Es wird vermutet, daß für das Opfer aus dem Mißbrauch zum einen ein ambivalentes Verhältnis zum eigenen Körper resultiert und zum anderen keine angemessenen Möglichkeiten, Stimmungen zu erleben und auszudrücken, erlernt werden können, was langfristig eine bulimische Symptomatik begünstigt.

Untersuchungen zum Thema „Mißbrauch" bergen erhebliche methodische Probleme in sich: Was wird jeweils unter sexuellem Mißbrauch verstanden, im Spektrum vom einmaligen Ereignis bis zum täglichen Martyrium, vom „emotionalen" Mißbrauch bis zum vollzogenen Geschlechtsverkehr? Ist die Betreffende bereit und in der Lage, offen zu antworten, oder wird der Mißbrauch verdrängt? Wie zuverlässig ist die Erinnerung, sind retrospektive Umdeutungen – in beide Richtungen – auszuschließen? Auch die Frage des Zusammenhanges zwischen Mißbrauch und Eßstörungen muß, um vorschnelle Schlußfolgerungen zu vermeiden, zunächst offen gestellt werden. Der Zusammenhang kann prinzipiell allgemeiner (d. h., Mißbrauch erhöht die Wahrscheinlichkeit des Auftretens von psychischen Störungen) oder spezieller (d. h., sexueller Mißbrauch führt bevorzugt zur Manifestation von Eßstörungen) Art sein.

Nicht näher spezifiziert, kommt sexueller Mißbrauch den Ergebnissen von Umfragen zufolge relativ häufig vor. Etwa 10 % aller Frauen in der Bevölkerung, etwa 30 % der ambulant behandelten und 50–80 % der stationär behandelten Bulimiepatientinnen berichten darüber. Entgegen anfänglichen Erwartungen fanden sich in den Anamnesen von Frauen, die aufgrund anderer psychiatrischer Erkrankungen behandelt wurden, vergleichbar häufig, teils sogar noch häufiger Berichte über sexuellen Mißbrauch. Dieses läßt einen spezifischen Zusammenhang zwischen Mißbrauch und Bulimie als unwahrscheinlich erscheinen.

Unabhängig davon stellt sich jedoch die Frage, ob Mißbrauch in der Vorgeschichte bei Bulimiepatientinnen Einfluß auf die Symptomatik und die Prognose hat. Hierzu liegen bislang widersprüchliche Befunde vor: Im Gegensatz zu einer Untersuchung bei ambulant behandelten Bulimikerinnen, die keine Unterschiede zwischen Mißbrauchten und Nicht-Mißbrauchten ergab, fielen die durch sexuellen Mißbrauch belasteten Patientinnen einer Gruppe im klinischen Setting durch signifikant stärkere Tendenzen hinsichtlich Schlankheit, Perfektionismus, Mißtrauen in Sozialkontakten und durch schlechtere Körperwahrnehmung auf. Diese Befunde sind als vorläufig zu betrachten, viele Fragen bleiben offen. So blieb, entgegen den Erwartungen, im Rahmen der letztgenannten Untersuchung die Art und Dauer des Mißbrauches ohne erkennbaren Einfluß auf die Symptomatik. Die Erklärung hierfür liegt vielleicht auch darin, daß Mißbrauch nicht als isoliertes Phänomen – und hinreichende Erklärung der Eßstörung – betrachtet werden sollte. Es erscheint naheliegend, daß die mit dem Mißbrauch einhergehenden Begleitumstände (z. B. eine durch Vernachlässigung, fehlende emotionale Wärme und langjährigen Mißbrauch durch die einzige Bezugsperson geprägte Kindheit im Vergleich zu einer „normalen" Kindheit und Mißbrauch als einmaligem Erlebnis) erheblichen Einfluß auf die Entwicklung oder Nicht-Entwicklung von niedrigem Selbstvertrauen, mangelnder Körperakzeptanz und schließlich von Eßstörungen haben.

Entstehung und Verbreitung der Bulimie
Ähnlich der Anorexie ist die Bulimie eine Erkrankung junger Frauen des westlichen Kulturkreises. Der Beginn liegt in der Regel zwischen dem 18. und 28. Lebensjahr. Zwei große Erhebungen ergaben ein durchschnittliches Erstmanifestationsalter von 19,7 bzw. 21,2 Jahren. Die Prävalenz- und Inzidenzraten sind deutlich höher als die der Anorexie. Zu den bereits in bezug auf die statistische Erfassung von Anorexie-Betroffenen angesprochenen Problemen kommt hinzu, daß die definitionsgemäß normalgewichtigen Bulimiepatienten äußerlich als solche kaum erkennbar sind und zudem gerade bei Beginn der Erkrankung Wert darauf legen, ihr Eßproblem zu verheimlichen. Andererseits gaben bis zu 19% der jungen Frauen aus potentiellen Risikogruppen, insbesondere Studentinnen an, bereits bulimische Symptome gehabt zu haben. In Untersuchungen konnte bei 2–4% aller Frauen zwischen 18–35 Jahren die Diagnose einer Bulimie gestellt werden. Es gibt, etwa durch Aufnahmezahlen von Krankenhäusern, Hinweise auf zunehmende Bulimieerkrankungen im Laufe der letzten 20 Jahre sowie einen Symptomwandel von der restriktiven Anorexie hin zu bulimisch verlaufenden Eßstörungen. Diese Interpretation der Daten, wobei unterschiedliche Diagnosekriterien und auch eine Zunahme des Interesses an diesen Erkrankungen zu berücksichtigen sind, ist allerdings nicht unumstritten.

5. Krankheitsverlauf

Bei etwa 30 % der Bulimiepatienten beginnt die Eßstörung mit einer anorektischen Symptomatik; im weiteren Verlaufe kommt es dann nur noch ausnahmsweise zu einem Symptomwechsel in die Anorexie.

Aussagen zum Verlauf der Bulimie beziehen sich überwiegend auf die Ergebnisse von katamnestischen Untersuchungen kognitiv-verhaltenstherapeutisch behandelter Patientinnen. Ein Jahr nach Abschluß der Behandlung waren bis zu 75 % der Betroffenen soweit gebessert, daß sie nicht mehr die Kriterien einer Bulimie erfüllten. Zwei bis sechs Jahre später waren noch die Hälfte der Patienten remittiert, etwa 30 % leicht, d. h., Freßattacken und Erbrechen traten gelegentlich auf, und 20 % unverändert krank. Dabei bleibt offen, ob und in welchem Umfang in der Zwischenzeit weitere Behandlungen durchgeführt wurden.

Als prognostisch günstig erwiesen sich ein kurzer Krankheitsverlauf vor Beginn der Therapie, eine vergleichsweise gesunde Persönlichkeitsstruktur sowie – erstaunlicherweise – eine familiäre Belastung mit Alkoholerkrankungen. Vielleicht hatte hier das abschreckende Beispiel der alkoholkranken Angehörigen die Patientinnen zur Therapie motiviert. Ungünstig hingegen waren das Vorliegen einer ausgeprägten zusätzlichen psychischen Erkrankung und/oder Persönlichkeitsstörungen. Bei vielen dieser Patientinnen waren die Therapiemotivation ambivalent und Therapieabbrüche relativ häufig.

Medizinische Komplikationen

Neben Müdigkeit, Antriebsmangel, Konzentrationsstörungen und Niedergeschlagenheit klagen Bulimiepatientinnen häufig über niedrigen Blutdruck und ein daraus resultierendes Schwindelgefühl beim Aufstehen, über Muskelschwäche und Beschwerden im Bereich des Verdauungstraktes wie Übelkeit, Bauchschmerzen, Blähungen und Verstopfung.

Durch häufiges Erbrechen kommt es zu Schäden am Gebiß: Die *Säure greift den Zahnschmelz an*, der häufig erhöhte

Konsum von Süßigkeiten trägt zusätzlich zu einer Schädigung der Zähne durch Karies bei. Zähneputzen unmittelbar nach dem Erbrechen wirkt sich eher schädlich aus, hilfreicher wäre eine Mundspülung mit basischen Bestandteilen.

Die Überstimulation durch häufige Mahlzeiten und Erbrechen führt zu einer schmerzlosen, häufig aber sehr auffallenden *Schwellung der Ohrspeicheldrüsen* (Sialadenose). Dies ist bei 30–50 % der stationär behandelten Bulimikerinnen zu beobachten. Nach Normalisierung des Eßverhaltens bilden sich diese Schwellungen zurück.

Im Unterschied zum Magen ist die Speiseröhre gegenüber Säureeinwirkung nur unzureichend geschützt. Häufiges Erbrechen führt deshalb zu einer Störung des Ventilmechanismus am Mageneingang. Dadurch kann Säure in die Speiseröhre eindringen, was zu *Verätzungen und einer Entzündung der unteren Speiseröhre* (Refluxösophagitis) führt. In Extremfällen kann die Schleimhaut des Mageneinganges beim heftigen Erbrechen einreißen, was eine Blutung auslöst, die dann als blutiges Erbrechen in Erscheinung tritt (Mallory-Weiss-Syndrom). Hier kann eine endoskopische oder gar chirurgische Blutstillung notwendig werden. Ebenfalls selten und potentiell lebensbedrohlich ist das Einreißen der Speiseröhre (Boerhaave-Syndrom). In Einzelfällen wurde ein Bersten der Magenwand nach exzessiven Eßanfällen beschrieben.

Sowohl chronisches Erbrechen als auch Mißbrauch von Abführmitteln und Diuretika verursachen einen Verlust von Flüssigkeit und Salzen. Um dennoch eine ausreichende Versorgung der Organe sicherstellen zu können, leitet die Niere über das Hormon Renin eine vermehrte Produktion des Nebennierenrindenhormons Aldosteron ein. Aldosteron reduziert dann die Ausscheidung von Natrium durch die Niere, gleichzeitig wird dringend benötigtes Wasser im Körper zurückgehalten.

Werden nun die Einnahme von Laxantien/Diuretika und/oder das Erbrechen eingestellt, führt die zunächst anhaltende Tendenz zum Wasser- und Natriumeinsparen zu einer vermehrten Einlagerung von Wasser in den Körper, zu *Ödemen*

(Pseudo-Bartter-Syndrom). Für die Therapie der Eßstörungen ist die Kenntnis dieses Zusammenhanges wichtig, da die Wassereinlagerungen zunächst zu einer Gewichtszunahme führen und die Patientinnen in ihrer irrationalen Befürchtung vor einem schnellen, nicht kontrollierbaren Gewichtsanstieg bestärken. Bei anhaltender Normalisierung des Eßverhaltens klingt die Tendenz zur Wassereinlagerung relativ rasch spontan ab.

Eine weitere Folge von Laxantien-, Diuretikagebrauch und Erbrechen ist häufig ein deutlicher Kaliummangel. Kalium ist für die elektromechanische Erregung der Muskelzellen von zentraler Bedeutung. Kaliummangel führt zu einer Schwächung der Skelettmuskulatur und zur Lähmung der Muskulatur von Magen und Darm. Ein gleichzeitig betriebener Abführmittelmißbrauch, seien es Ballaststoffe (z.B. Weizenkleie) oder Medikamente (Antrachinone: z.B. Agiolax®, Liquidepur®, Bekunis® u.a.; Sulfate: z.B. Glaubersalz; Bisacodyl: z.B. Dulcolax®, Laxoberal®, Agaroletten® oder Phenolphtaleine: z.B. Agarol®, Darmol®) potenzieren dieses Problem, was zu heftigen Blähungen und Resorptionsstörungen führen kann. Oft versuchen die Betroffenen die Probleme durch eine weitere Steigerung des Abführmittelkonsums zu lösen, was unweigerlich in einen Teufelskreis („Laxantienabhängigkeit") führt.

Auch das Risiko bedrohlicher *Herzrhythmusstörungen*, u.a. in Form von Arrhythmie, wechselnden Schrittmacherzentren und ventrikulären Extrasystolen wird durch den Kaliummangel deutlich erhöht. Es können (müssen aber nicht!) Veränderungen in den elektrischen Ableitungen der Herztätigkeit im EKG auftreten (z.B. eine abgeflachte T-Welle oder eine Abflachung der ST-Strecke).

Im Laufe der Erkrankung vollzieht sich der Kaliumverlust in der Regel langsam und kontinuierlich, was das Verhältnis der Kaliumkonzentrationen in und zwischen den Zellen erheblich geringer stört als ein kurzfristiger Kaliumverlust (z.B. bei massivem Durchfall). Bulimiepatientinnen erreichen so nicht selten Kaliumwerte, die im Falle eines akuten Kaliumverlustes unmittelbar lebensbedrohlich wären.

Ähnlich wie bei der Anorexie sind auch bei der Bulimie der Stoffwechsel und die *hormonelle Regulation* empfindlich gestört (s. S. 63 ff.), wobei das Ausmaß dieser Störungen mit zunehmender Stabilisierung des Gewichtes abnimmt. Bei etwa 50 % der Bulimikerinnen besteht eine *Amenorrhoe* als Folge einer Störung der Hypophysenfunktion. Auch bei vorhandenen Monatsblutungen bleiben in etwa 50 % der Fälle die Zyklen anovulatorisch, d.h. ohne Eisprung, so daß mit Fertilitätsstörungen gerechnet werden muß.

VII. Die Therapie von Anorexia und Bulimia nervosa

1. Grundlagen der psychotherapeutischen Behandlung von Eßstörungen

Bis in die 70er Jahre waren Ärzte, Therapeuten und Patienten der „Magersucht" gegenüber weitgehend hilflos. Es wurde die Annahme vertreten, daß das Krankheitsbild Ausdruck der Problematik einer Heranwachsenden sei, eine körperlich reife Frau werden. Die hier ansetzenden Therapien und andere, weniger elaborierte Strategien, die Patientinnen zum Essen zu bewegen, endeten in der Mehrzahl der Fälle frustran. Das Bild hat sich grundlegend gewandelt: Aus dem exponentiell angewachsenen Wissen ergaben sich Ansatzpunkte für psychotherapeutische Strategien und – mit eingeschränkter Indikation – den Einsatz von Medikamenten (Psychopharmaka). Bei vital bedrohten Patientinnen steht zunächst die medizinische Behandlung im Vordergrund. Anschließend wird der Aufbau eines angemessenen Eßverhaltens, gegebenenfalls eine Gewichtszunahme und die Stabilisierung der Persönlichkeit zum Thema der Psychotherapie. Wenn es der Patientin gelungen ist, die akute Symptomatik zu überwinden, stehen der Umgang mit den im Alltag oft unvermeidlichen Rückschlägen bzw. die Rückfallprophylaxe als Thema an.

Neben den etablierten, in ihrer Wirksamkeit überprüften Therapieformen (s. u.) finden alternative Heilmethoden, von „Darmsanierungen und Entgiftungen" bis hin zu Aufbaudiäten, ihre Anhänger. Für keines dieser Verfahren liegt bislang ein seriöser Wirkungsnachweis vor.

Leidensdruck, Krankheitseinsicht und Therapiemotivation
Viele Betroffene erleben ihr gestörtes Eßverhalten, insbesondere wenn es zu einem niedrigen Körpergewicht führt, zunächst nicht als Problem. Sie leiden nicht. Restriktive Diäten, Freßanfälle und/oder Erbrechen sind vielmehr Möglichkeiten zur Selbstbestätigung und/oder Spannungsreduktion. Warnun-

gen werden ignoriert und der Vorschlag, sich in Behandlung zu begeben, als persönlicher Angriff empfunden.

Erst wenn auch für die Betroffene negative Aspekte der Symptomatik unübersehbar werden, entsteht Leidensdruck. Der Weg in eine erfolgversprechende Therapie beinhaltet das Eingeständnis eigener Unzulänglichkeit und den Verzicht auf vermeintliche Vorteile der Eßstörung. Therapiemotivation ist für die Betroffene somit ein ambivalenter, schmerzlicher Prozeß. Die positiven und negativen Aspekte der Erkrankung, der erwartete Nutzen und Aufwand der Behandlung werden bilanziert. Therapiemotivation bezieht sich dabei jeweils auf die Probleme, die die Betroffene als solche erkennt: Dies sind häufig nicht das Untergewicht, sondern die damit einhergehende Kraftlosigkeit oder Depressionen. Sind Patientinnen nur motiviert, diese Begleitsymptome behandeln zu lassen, ist ein Scheitern der Therapie absehbar.

Mädchen im Alter von 14–16 Jahren sind Umfragen zufolge relativ gut über das Thema „Eßstörungen" informiert. Neben Kontakten zu betroffenen Freundinnen dürften hier Medienberichte von nachhaltiger Wirkung sein. Im regulären Lehrplan deutscher Schulen kommt das Thema „Eßstörungen" bislang praktisch nicht vor. Vermutlich prägen die Medien auch die Vorstellungen hinsichtlich den Krankheitsursachen. In vager Reflexion psychoanalytischer Modelle sehen derzeit viele die Ursache von Eßstörungen in der Kindheit, in mangelnder elterlicher Fürsorge, in sexuellem Mißbrauch oder schlicht als Folge von Streß. Von der Therapie wird vor allem „die Aufarbeitung" dieser Probleme erwartet.

Eßstörungen aus verhaltenstherapeutischer Sicht
Eßstörungen können als erlernte Verhaltensweisen, die unter den Bedingungen ihrer Entstehung Vorteile hatten, sich auf lange Sicht aber als ungünstig-„dysfunktional" erweisen, verstanden werden. Bezogen auf die Bulimie wurden folgende Modelle vorgeschlagen:

Dem *Angstreduktionsmodell* zufolge reduziert das Erbrechen Ängste, insbesondere auch vor einer Gewichtszunahme.

Der Erfolg dieser Maßnahmen wirkt dabei als „Verstärker", d. h., die Betroffene erbricht immer häufiger, da dies hilft, negative Gefühle abzubauen. Gezielte Befragungen von Betroffenen bestätigten diese Zusammenhänge. Wurde Erbrechen verboten bzw. durch äußere Umstände verhindert, kam es zu zunehmender innerer Anspannung.

Das *interaktionelle Streßmodell* sieht hingegen den entscheidenden Aspekt in den Heißhungeranfällen. „Streß" führt demnach bei den Betroffenen, die interaktionelle soziale Konflikte nicht anderweitig bewältigen können, zu Heißhungeranfällen, die dann eine emotionale Entspannung ermöglichen.

Diese vergleichsweise einfachen „behavioristischen" Modelle, bei denen positive und negative Verstärkung des Verhaltens als zentrale Determinanten angesehen werden, erheben nicht den Anspruch, das komplexe Problem der Bulimie abzubilden; vielmehr geht es darum, zentrale Mechanismen therapeutisch greifbar zu machen. Kognitiv-verhaltenstherapeutische Modelle berücksichtigen darüber hinaus die komplexen Interaktionen von Gedanken, Gefühlen und Handeln (s. u).

Eine Eßstörung kann auch als Folge von mangelndem oder fehlerhaftem Wissen über die Ernährung und abwegige Diätvorstellungen verstanden werden. Diese führen, sobald sie praktisch umgesetzt werden, zu unphysiologischen Zuständen, die dann über Gegenregulationsmaßnahmen des Körpers (s. S. 14 ff.) zu Heißhungerattacken führen können.

Grundsätzlich geht die Verhaltenstherapie davon aus, daß es möglich ist, einmal erlernte und als ungünstig erwiesene Verhaltensweisen wieder zu verlernen bzw. durch angemessene Verhaltensweisen zu ersetzen. Es ist dabei durchaus möglich, daß die Umstände, unter denen es zur Entwicklung einer Eßstörung kam (die „Ursache" im tiefenpsychologischen Sinne) unklar bleiben. Spekulationen hierüber sind demnach, auch wenn sie dem subjektiven Erklärungsbedürfnis entgegenkommen, weniger wichtig als eine therapeutische Bearbeitung der Faktoren, die aktuell für die Aufrechterhaltung der Störung maßgeblich sind.

Von der Bedingungsanalyse zum Therapiekonzept

Bei der *Bedingungsanalyse* einer Eßstörung werden prädisponierende, auslösende und aufrechterhaltende Faktoren unterschieden. Prädisponierend können z. B. genetische Veranlagung, soziokulturelle Gegebenheiten, biographische Aspekte und Persönlichkeitseigenschaften bzw. die individuelle Konstellation dieser Faktoren sein. Auf dieser Grundlage werden dann aktuelle Konflikte, aber auch körperliche, mit Erbrechen und/oder Gewichtsverlust einhergehende Erkrankungen als auslösende Faktoren wirksam. Sozialer Rückzug, konfliktreiche familiäre Konstellationen, aber auch der Teufelskreis aus Diät, Heißhungerattacken und Erbrechen halten die Symptomatik aufrecht.

Welche Faktoren verhindern, daß die Betroffene ihre Eßstörung aufgeben kann? Was motiviert sie, ihre Eßstörung aufzugeben? Die systematische Beantwortung dieser Fragen ist aus verhaltenstherapeutischer Sicht unverzichtbar. Die Bezugnahme auf Lerntheorien ermöglicht es, die hinter der Vielfalt einzelner Faktoren und Konstellationen stehenden Muster zu erkennen und ein therapeutisch umsetzbares Konzept zu erarbeiten. Die Relevanz des jeweils herangezogenen Modells bestätigt oder relativiert sich durch den Erfolg oder Mißerfolg der hiervon ausgehenden Therapie.

So impliziert das Angstreduktionsmodell, daß die Betroffene im Rahmen von Exposition und Reaktionsverhinderung, d. h. Nahrungsaufnahme und anschließendem Verzicht auf das Erbrechen, übt, sich mit den dabei auftretenden negativen Gefühlen angemessener auseinanderzusetzen. Hierbei kann sie lernen, daß Angst und Anspannung auch ohne Erbrechen vorübergehen. Dieses Vorgehen war bei Bulimiepatienten nachweislich erfolgreich. Das interaktionelle Streßmodell legt den Auf- und Ausbau der sozialen Kompetenz sowie die Erarbeitung angemessenerer Methoden zur Spannungsreduktion nahe. Alleine durch eine gezielte Information über die Erkrankung wurden etwa 20 % der leichter erkrankten Bulimikerinnen zumindest vorübergehend symptomfrei.

Untersuchungen zur Wirksamkeit verhaltenstherapeutischer

Einzeltechniken sind relativ selten. Grund hierfür ist nicht zuletzt das auf seiten von Therapeuten und Patientinnen oft gleichermaßen drängende Bedürfnis, dem komplexen Charakter der Erkrankung durch die Kombination verschiedener Therapieansätze gerecht zu werden. In der Praxis, aber auch in wissenschaftlichen Untersuchungen, kommt deshalb oft ein integratives therapeutisches Programm zur Anwendung, in dem verschiedene Einzeltechniken als „Therapiebausteine" miteinander kombiniert werden. Ob und gegebenenfalls bei welchen Patientinnen ein integratives Vorgehen einer umschriebenen Intervention im Hinblick auf die jeweiligen Verlaufsparameter wirklich überlegen ist, bleibt offen.

Wie wirksam sind die unterschiedlichen Therapieansätze?
Ob eine Therapie erfolgreich ist (wobei definiert werden muß, anhand welcher Kriterien man den Erfolg bemißt – s. S. 61 f.) hängt u. a. von der Schwere der Erkrankung, der Qualifikation des Therapeuten, der Tragfähigkeit der therapeutischen Beziehung, der Motivation und der sozialen Situation der Patientin ab. Vor diesem Hintergrund ist es prinzipiell unmöglich, angesichts von Einzelfällen die Wirksamkeit eines Therapieverfahrens zu beurteilen. Wissenschaftliche Aussagen sind nur anhand von Untersuchungen möglich, bei denen möglichst viele Patientinnen (mit gesicherter Diagnose) standardisiert behandelt, der Verlauf systematisch dokumentiert und mit dem einer vergleichbaren, nicht- (z. B. „Wartelistengruppe") oder unter anderen Bedingungen therapierten Gruppe verglichen werden.

Ein auf solchen Studien beruhender Wirksamkeitsnachweis liegt für einige verhaltenstherapeutischer Einzeltechniken (s. S. 83 f.), für integrative Therapien auf verhaltenstherapeutischer Gundlage sowie die Interpersonale Psychotherapie (IPT) vor. Abweichend von anderen Ansätzen verzichtet letztere (von den amerikanischen Psychiatern G. L. Klermann und M. M. Weismann als pragmatische Form der Behandlung von Depressionen entwickelt) bewußt auf Versuche, die Eßstörung zu „verstehen" bzw. deren Symptome zu deuten. Vielmehr werden pragmatische Lösungen für die aktuellen zwischenmenschlichen Probleme von Patienten und die Bewältigung von Lebenskrisen gesucht und zusammen mit den Betroffenen erarbeitet. In größeren Untersuchungen bei Bulimiepatientinnen erwies sich die interpersonale Psychotherapie einem verhaltenstherapeutischen Vorgehen gegenüber als gleichwertig.

Es liegen zudem Untersuchungen vor, die eine anhaltende Wirkung familientherapeutischer Strategien insbesondere bei jungen, vor ihrem 19. Lebensjahr erkrankten Bulimiepatienten belegen.

Demgegenüber gibt es bislang keinen den oben genannten Kriterien entsprechenden Wirksamkeitsnachweis einer tiefenpsychologischen Behandlung von Anorexie oder Bulimie. Über die Wirksamkeit u.a. der Kunst-, Musik- oder Tanztherapie als Einzelverfahren stehen Untersuchungen aus.

2. Welche Behandlung für welche Patientin?

Zu dieser Frage gibt es bislang nur wenige aussagekräftige Befunde. Bei Patientinnen, die neben der Eßstörung an einer weiteren psychischen Erkrankung, etwa einer sogenannten Persönlichkeitsstörung, Drogen- oder Alkoholmißbrauch oder Kleptomanie leiden (s. S. 57f.; 71 ff.), sind standardisierte Eßstörungstherapien nachweislich weniger erfolgreich. Hier ist eine parallele Behandlung der zusätzlichen Probleme indiziert. Bei Betroffenen mit stärker reduziertem Körpergewicht muß u.a. mit kognitiven Einschränkungen gerechnet werden, was Therapieformen mit klar strukturierten Abläufen erfordert.

In der Praxis bleibt die Wahl eines Therapeuten bzw. eines Behandlungsverfahrens oft dem Zufall, den Ansichten von Freunden oder der Entscheidung des Hausarztes überlassen. Soweit die Betroffene selber ein dezidiertes Krankheitsmodell hat, kann dieses den Ausschlag geben, ob die „Ursachen in der Kindheit" aufgearbeitet oder der „Teufelskreis aus Hungern und Kotzen" angegangen werden.

Ist eine stationäre Therapie notwendig?

Ein ausgeprägt kachektisches, vital bedrohtes oder mit einer akuten Selbstgefährdung durch suizidale Impulse einhergehendes Zustandsbild erfordert, auch unter juristischen Gesichtspunkten, eine stationäre Behandlung. Diese erfolgt auf einer internistischen, gegebenenfalls auch Intensivstation oder einer psychiatrischen Station. Ist die Betreffende hierfür nicht einsichtig, weil sie krankheitsbedingt die Gefährdung nicht sehen kann, bleibt als letzte Möglichkeit eine Unterbringung auf einer geschlossenen psychiatrischen Station. Bezogen auf die Gesamthäufigkeit von Anorexie und Bulimie sind solche Fälle glücklicherweise sehr selten. Die hier relevanten Paragraphen sind in den einschlägigen Gesetzen der Bundesländer geregelt. Entsprechend dem Betreuungsgesetz ist nach Erstellung eines psychiatrischen Gutachtens die Anhörung der Patientin durch einen Richter zwingend vorgeschrieben. Dieser kann dann eine Betreuung für unterschiedliche Bereiche (medizinische Behandlung, Aufenthaltsbestimmung, Vermögensverwaltung) anordnen und einen Betreuer einsetzen. Hierbei wird üblicherweise ein Angehöriger oder, wenn dies vor dem Hintergrund familiärer Konflikte als nicht sinnvoll erscheint, ein Sozialarbeiter herangezogen. Eine Betreuung kann auch mit Einverständnis der Betroffenen eingerichtet werden. Üblicherweise wird eine Betreuung aufgehoben, wenn die zu ihrer Einrichtung führenden Gründe durch Besserung des Gesundheitszustandes entfallen sind. Daß jede Form einer Behandlung gegen oder ohne den Willen der Patientin problematisch ist, bedarf keiner weitergehenden Begründung. Eine solche Behandlung muß sich in der Regel auf passive Maßnahmen, z. B. künstliche Ernährung, beschränken. Sobald die vitale Gefährdung abgewendet ist, sollte es in den therapeutischen Gesprächen darum gehen, zumindest eine partielle Krankheitseinsicht als Therapiegrundlage zu erarbeiten.

Besteht keine vitale Gefährdung können die Vor- und Nachteile ambulanter und stationärer Behandlung abgewogen werden: Vorteil einer ambulanten Therapie bleibt der unmittelbare Bezug zum normalen Lebensumfeld; die Betroffene kann ihren schulischen oder beruflichen Verpflichtungen nachkommen und neue Verhaltensweisen unmittelbar umsetzen. Die Therapie ist weniger zeitaufwendig und kostengünstig. Ein Themenwechsel – zumindest in Gegenden mit größerer Therapeutendichte – ist möglich. Führt eine ambulante Behandlung nicht zum Erfolg oder sind die interaktionellen Probleme mit den Bezugspersonen sehr groß, wird über kurz oder lang eine stationäre Behandlung unausweichlich.

In internistischen Kliniken ist in der Regel nur eine Behandlung der aus der Eßstörung resultierenden medizinischen Probleme möglich. Auf Allgemeinstationen psychiatrischer Kliniken, die zur Krisenintervention mitunter unumgänglich sind, kann neben einer medikamentösen Behandlung der Einstieg bzw. die Weichenstellung in die Behandlung der Eßstörung erfolgen. Gruppen für Eßstörungspatientinnen bieten einige psychosomatische Stationen psychiatrischer Kliniken, vor allem aber entsprechend spezialisierte psychosomatische Kliniken an.

Medizinische Behandlung
Unterernährung allein, auch in ausgeprägter Form, rechtfertigt *per se* keine künstliche Ernährung. Maßnahmen dieser Art können vielmehr dazu beitragen, die Patientin in ihrer Passivität gegenüber der Erkrankung zu verstärken. Erst wenn das Untergewicht einen lebensbedrohlichen Schweregrad erreicht hat und gegebenenfalls eine zusätzliche Bedrohung durch Infekte (z.B. Lungenentzündungen) besteht, wird eine künstliche Ernährung unumgänglich. Die intravenöse Gabe durch Infusionen setzt eine engmaschige internistische Betreuung voraus. Alternativ kann über eine Magensonde hochkalorische Nahrung („Astronautenkost") zugeführt werden. Diese Form der Ernährung ist für die Betroffenen unangenehmer, aber erheblich weniger komplikationsgefährdet und in der Mehrzahl der Fälle ausreichend. Auch ein Flüssigkeitsmangel kann auf diese Weise ausgeglichen werden.

Bei Kaliummangel muß zunächst der Laxantien- und/oder Diuretikamißbrauch eingestellt werden. Eine orale Kaliumzufuhr in Form von Brausetabletten ist in der Regel ausreichend (z.B. bis zu 3 × 1 Kalinor®-Brausetablette/Tag). Nur im Falle vitalbedrohlicher Komplikationen, z.B. des Herzmuskels, s. S. 80, ist eine intravenöse Gabe von Kalium unter Überwachungsbedingungen (u.a. EKG-Monitoring) indiziert.

3. Einleitung und Umsetzung von Veränderungen

Der Einstieg in die Psychotherapie: die Motivationsphase
Der Aufbau eines vertrauensvollen Verhältnisses ist Voraussetzung jeder tragfähigen therapeutischen Beziehung. Ebenso wichtig ist die Abwägung der Vor- und Nachteile der Eßstörung und damit die Motivationsklärung. Vorteile von Anorexie und Bulimie können u.a. Schlankheit, Kontrolle über das Eßverhalten, Beachtung durch Angehörige, Entlastung von schulischen, beruflichen und/oder sozialen Anforderungen oder auch die stimmungsregulierenden Effekte sein. Diese Aspekte sind der Betroffenen oft nicht in ihrer Tragweite bewußt und sollten im therapeutischen Gespräch konkret herausgearbeitet werden. Ihnen stehen als Nachteile eine gesundheitliche Gefährdung bis hin zu bleibenden Schäden, z.B. in Form einer Osteoporose, fehlende Energie auch für Sozialkontakte und Freizeitgestaltung, Einengung der Lebensperspektiven und psychische Beeinträchtigungen (Konzentrationsstörungen, Depression etc.) gegenüber. Für die Therapie ist es entscheidend, ob es der Patientin gelingt, die für sie relevanten Aspekte abzuwägen und die Entscheidung für die Therapie und damit die Aufgabe der Eßstörung selbstverantwortlich zu treffen. Dem Therapeuten fällt dabei die nicht immer leichte Rolle zu, die Betroffene auch gegenüber dem Druck ihrer Angehörigen zu entlasten, da manchmal erst dann das Ausmaß der Eigenmotivation deutlich wird. Die Klärung und Festigung der Motivation ist ein die Therapie kontinuierlich begleitender Prozeß. Dabei ist es – auch wenn z.B. die Angehörigen der Patientin etwas anderes erwarten sollten – nicht Aufgabe des Therapeuten, die Patientin entgegen ihrer Entscheidung zur Therapie zu drängen.

Beziehungs-, Motivationsklärung und Arbeit an einer Veränderung des Eßverhaltens gehen kontinuierlich ineinander über. Im folgenden sollen die im Rahmen der Behandlung von Eßstörungen etablierten, in der Regel pragmatisch kombinierten Therapiebausteine, deren theoretische Herleitung aus unterschiedlichen Konzepten heraus möglich ist, dargestellt werden.

Ernährungsberatung – „Anti-Diät-Konzept"
Betroffene haben sich in aller Regel extensiv mit Fragen der gesunden Ernährung und Diäten beschäftigt. Oft sind sie minutiös über den Kaloriengehalt der Lebensmittel und, ständig bilanzierend, ihren täglichen Energieverbrauch informiert. Das Problem dieser Patienten ist somit nicht etwa fehlendes, sondern eher überschießendes und inhaltlich falsches bzw. falsch gewichtetes Wissen und die abwegige Annahme, das Eßverhalten ausgehend von solchen Richtlinien langfristig steuern zu können.

Eine „Diätberatung" im Sinne des Anti-Diät-Konzeptes geht von den Diätkarrieren der Patientinnen aus. Welches Wissen, welche Vorstellungen („gute und schlechte Nahrungsverwerter") und Erfahrungen hat sie? Hier ist die Frage nach „verbotenen Nahrungsmitteln" wichtig. Kohlenhydrat- und fettreiche Speisen, die als ungesund und als Dickmacher gelten, stehen dabei üblicherweise an erster Stelle. Nicht selten fürchten Betroffene bei Aufgabe des gezügelten Eßverhaltens unkontrolliert an Gewicht zuzunehmen („ich schwemme dann auf wie ein Hefekloß").

Durch gezielte Informationen über die physiologischen Grundlagen der Ernährung wird den Betroffenen zunächst plausibel und nachvollziehbar gemacht, warum Versuche, das Eßverhalten im Sinne von Diäten zu steuern, schädlich sind und die Eßstörung aufrechterhalten. In diesem Kontext sollten die Mechanismen der Gewichtsregulation (Set-point-Theorie), Normalwerte als Orientierungshilfe (BMI zwischen 20 und 25; täglicher Kalorienbedarf mindestens 1 500 kcal/d) und die Notwendigkeit einer regelmäßigen (d.h. drei Mahlzeiten pro

Tag), ausgewogenen Ernährung (Mischkost) dargelegt werden. Ziel ist ein an Hunger und Sättigung orientiertes Eßverhalten mit ausgewogener Nahrungszusammensetzung und regelmäßigen Mahlzeiten.

Bei untergewichtigen Patienten ist unter medizinischen Gesichtspunkten eine wöchentliche Gewichtszunahme von mindestens 500 g möglich und notwendig, ohne daß Aufbaukost nötig wäre.

Hinsichtlich der Rückfallprophylaxe ist es entscheidend, ob es der Patientin gelingt, diese Informationen soweit umzusetzen, daß sie sich selber in ihrem Ernährungsverhalten reflektieren und so bemerken kann, wann erneut bilanzierenddiätierendes Eßverhalten auftritt.

Eßprotokolle

Oft vertreten Patientinnen rigide Grundannahmen: „Ich kann einfach nichts essen, sobald ich mehr esse, erbreche ich automatisch oder nehme drastisch zu", „Ich esse riesige Mengen und nehme trotzdem nicht zu". In einem ersten Schritt geht es darum, diese Annahmen zu hinterfragen. Als anschauliche Möglichkeit hierzu bietet sich das Führen von „Eßprotokollen" an. Zunächst wird die tatsächlich eingenommene Nahrung, Art und Menge im Rahmen eines Stundenplanes notiert. In einem weiteren Schritt sollen dann Stimmung bzw. Befindlichkeit vor und nach dem Essen sowie wichtige Ereignisse des Tages vermerkt und zusätzlich der Gewichtsverlauf protokolliert werden. Das Führen von Eßprotokollen kostet Zeit und erfordert eine gewisse Sorgfalt. Aufgabe des Therapeuten ist es, geduldig und beharrlich an elementaren Punkten zu arbeiten: Wurde wirklich das ganze Brötchen gegessen oder aber „das eklige weiche Innere" liegengelassen? Zusammenfassend beurteilt die Patientin die zurückliegende Woche als „eine Katastrophe", nach dem Erbrechen am Montag, aber auch nach einem Spaziergang wurde eine „gute Stimmung" notiert. In kleinen Schritten kann es auf diese Weise gelingen, die Betroffene für die Mechanismen der Eßstörung zu sensibilisieren. Dieses beinhaltet eine Auseinandersetzung mit den die Eßstörung aufrechterhaltenden Grundannahmen, was zunächst verunsichern muß. Es verwundert daher nicht, daß Patientinnen zeitweise im Protokoll „keinen Sinn" bzw. sich überfordert sehen oder „vergessen", Eintragungen zu machen. Ein geduldig-sachlich bleibender Therapeut, der zusammen mit der Patientin – als „Detektivin in eigener Sache" – versucht, den Fehlern der Selbstwahrnehmung auf die Spur zu kommen, trägt dazu bei, diese Krisen zu lösen.

Übungen zur Selbstwahrnehmung und körpertherapeutische Arbeit

Bei der Führung des Eßprotokolles ergibt sich für die Patientin die Notwendigkeit, eigene Stimmungen und Befindlichkeiten zu beschreiben. Dies setzt die – im Rahmen der Erziehung westlicher Industrienationen eher vernachlässigte – Fähigkeit voraus, Gefühlsqualitäten als solche wahrnehmen und benennen zu können. Der Mehrzahl der Eßstörungspatientinnen ist es anfangs unmöglich, emotionale Qualitäten, Gefühle und Nuancen ihrer körperlichen Verfassung zu reflektieren. Vieles bleibt im Kopf, die momentane Befindlichkeit wird entweder gar nicht oder eindimensional (als „gut" oder „schlecht") empfunden. Die Körperwahrnehmung ist dabei typischerweise negativ besetzt, d.h., vieles wird weniger empfunden, als vom gestörten Körperbild vorgegeben: „Ich bin viel zu dick, habe einen dicken Bauch, dicke Oberschenkel …"

Neben einer sensiblen Arbeit, u.a. anhand der Eßprotokolle („Woran haben Sie gemerkt, daß Sie sich ‚gut' gefühlt haben?"), sind hier vor allem körperorientierte Therapieverfahren, Bewegungserfahrung und/oder Tanztherapie indiziert. Im Rahmen von Übungen geht es darum, die Aufmerksamkeit für die unterschiedlichen Nuancen des Körpererlebens zu erhöhen und insbesondere auch angenehme Aspekte zu entdecken, Wärme, Schwere oder Ruhe nachzuspüren und Freude an der Bewegung zu erleben.

Therapeutische Arbeit am „gestörten", als zu dick oder unförmig erlebten Körperbild ist auch in der Kunst- bzw. Gestaltungstherapie möglich. Hier kann beispielsweise ein frei gezeichneter, dem subjektiven Erleben entsprechender Körperumriß dem den Körper umfahrenden objektiven Bild gegenübergestellt werden. Anschließend bietet es sich an, den realen Körperumriß mit Farben auszumalen, wobei die mit dem jeweiligen Körperteil verbundenen Gefühlsqualitäten – oder auch das Fehlen von Empfindungen – durch Farben gekennzeichnet bzw. zum Ausdruck gebracht werden können.

Eine weitere Möglichkeit bieten Videoaufnahmen des Körpers (in Unterwäsche oder Badeanzug), die von Patientin und Therapeut gemeinsam besprochen werden. Es ist nicht zu erwarten, daß sich eine untergewichtige Patientin auf dem „objektiven" Bild spontan als „viel zu dünn" erlebt. Im Rahmen eines *geleiteten Entdeckens* steht deshalb zunächst die Erfassung von Details im Vordergrund, der Proportionen und Relationen von Ober- und Unterschenkeln oder dem Zählen der Rippen. Vergleiche mit neutralen Objekten bieten sich an („der Oberarm ist so dick wie das Stuhlbein dort"). Ausgehend etwa von der Frage, wie sich die Durchmesser von Ober- und Unterschenkel „im Normalfall" verhalten, werden dann auf dem Video-Bild die jeweiligen Proportionen nachvollzogen. Die hier deutlich werdenden Diskrepanzen können zumindest einem Teil der Betroffenen helfen, die Auswirkungen ihrer Eßstörung zu erkennen.

Therapeutische Arbeit am Eßverhalten
Die Normalisierung des Eßverhaltens ist zentrales Behandlungsziel. Hierzu ist zunächst eine adäquate Wahrnehmung des eigenen Eßverhaltens notwendig. Mit welcher Geschwindigkeit wird gegessen? Nach welchen Kriterien wird die Nahrung zusammengestellt? Wie wird gegessen (die Frage nach den Tischmanieren ist hier durchaus nicht nebensächlich), in welcher Weise wird die Nahrung zerteilt und sortiert? Während diese Fragen im ambulanten Setting in der Regel nur anhand der Eßprotokolle erörtert werden können, besteht in Kliniken, an „therapeutischen Tischen", die Möglichkeit, unmittelbar am Eßverhalten zu arbeiten. Die Betroffenen essen gemeinsam, ein Therapeut nimmt an den Mahlzeiten teil.

Im Rahmen von „Blitzlichtern", in denen jede Teilnehmerin ihre Befindlichkeit, ihre Ziele und – nach dem Essen – die Einschätzung des Erfolges kundtut, sowie durch gegenseitige „Rückmeldungen" kann die Sensibilität für das eigene Eßverhalten erhöht werden. Grundsätzlich sollte dies mit dem Versuch einer schrittweisen Normalisierung des Eßverhaltens einhergehen. Verbindliche Tischregeln, in denen etwa die Trinkmenge eingeschränkt (z. B. ein Glas Wasser pro Mahlzeit, da manche Patientinnen dazu tendieren, sich gleich zu Beginn des Essens den Bauch mit Wasser zu füllen) und festgelegt wird, daß von allen Speisen probiert werden muß und erst dann ein Nachschlag (z. B. vom Salat) geholt werden darf, wenn das übrige gegessen wurde, schützen die Betroffenen davor, unreflektiert der Dynamik der Eßstörung zu erliegen. Die mitunter als frustrierend erlebte Auseinandersetzung mit den eigenen Eßproblemen führt nicht selten zu einer angespannten Atmosphäre. Hier kann die Regel, daß Rückmeldungen nur auf Wunsch der jeweils Betroffenen geäußert werden dürfen, dazu beitragen, situationsimmanente Konflikte in konstruktive Bahnen zu lenken.

In Einzel- und Gruppengesprächen werden die beim Essen gemachten Erfahrungen besprochen und schrittweise neue Zwischenziele erarbeitet.

Gewichtsverträge und Essenspläne

Nur wenigen Betroffenen gelingt es, die Eßstörung spontan in den Griff zu bekommen. In der Regel ist es notwendig, Zwischenziele festzulegen und diese z. B. im Rahmen eines „Essensplanes", zu verankern. Zwischenziele können konkrete Verhaltensänderungen betreffen (z. B. morgens ein ganzes Brötchen essen, nach dem Mittagessen nicht erbrechen) oder sich formal am Therapieziel orientieren, etwa indem eine wöchentliche Gewichtszunahme von 500 g angestrebt wird. Sollte dieses nicht zu den erhofften Änderungen führen, sollte neben der Frage der Therapieerwartung (viele Betroffene nehmen eine traditionelle Patientenrolle ein und gehen davon aus, daß der Therapeut die Probleme für sie löst) auch die Motivationslage rekapituliert werden. Mitgefühl und Verständnis sind wichtig: Die Patientin hat das sichere Gefühl, trotz der „extremen" Angst vor einer Zunahme, (fast) alles ihr mögliche getan und viel mehr gegessen zu haben als früher. Wenn der Therapeut auf die ausbleibende Gewichtszunahme bzw. das anhaltende bulimische Verhalten hinweist, wird dies von den Betroffenen nicht selten als Ausdruck mangelnden Mitgefühls empfunden. Eine sachliche Bezugnahme des Therapeuten auf das Bedingungsgefüge der Eßstörung hilft, Krisen dieser Art zu meistern. Therapeut und Patientin arbeiten gemeinsam daran, den hartnäckigen, selbstbetrügerischen Aspekten der Eßstörung auf die Spur zu kommen. Es bleibt aber die Aufgabe der Patientin, die Konsequenzen aus diesen Entdeckungen zu ziehen und in Überwindung ihrer Ängste ihr Eßverhalten zu verändern. Inhalt und Ausmaß dieser Ängste – die auch durch Sachinformationen oft nur graduell reduziert werden können – sollten offen besprochen, und auch kleinere Schritte sollten nachdrücklich unterstützt werden. Jeder Gesunde hätte erhebliche Probleme, etwas zu essen, wenn er sich „total satt" fühlt und zudem befürchtet, dadurch massiv an Gewicht zuzunehmen. Andererseits kann die Eßstörung nur dann überwunden werden, wenn die Patientin den Mut aufbringt, sich immer wieder über diese Ängste hinwegzusetzen, und lernt, daß die befürchteten negativen Folgen entweder ausbleiben oder aber sich kurz- oder mittelfristig relativieren.

In einigen Kliniken wird versucht, durch strikte Regeln den Genesungsprozeß zu fördern. Beispielsweise werden Patientinnen vom ersten Tage an zum Aufessen der Mahlzeiten und zu einer definitiven wöchentlichen Gewichtszunahme verpflichtet. Bei Nichteinhaltung der Vorgaben drohen Sanktionen, von Ausgangssperren über Ins-Bett-Schicken bis hin zur Entlassung. Solange die Patientin dieses als autoritäre Geste einer Institution empfindet, ist zu befürchten, daß sie entweder versucht, diese, z.B. durch Tricksen, zu umgehen (etwa in dem vor dem Wiegen größere Mengen Wasser getrunken werden), einen Therapieabbruch in Kauf nimmt oder aber sich passiv den Maßnahmen unterwirft, um nach dem „erfolgreichen" Abschluß der Behandlung in ihr altes Verhaltensmuster zurückzufallen.

Aus diesem Grunde ist es unabdingbar, daß Regeln nachvollziehbar begründet und Gewichtszunahmeverträge einvernehmlich geschlossen werden. Einen Gewichtsvertrag, in dem eine wöchentliche Zunahme um 500 g oder mehr vereinbart werden, schließt die Patientin ausschließlich mit sich selber, im Wissen darum, daß er ihr helfen soll und kann, ihr problematisches Eßverhalten zu überwinden. Bei untergewichtigen Patientinnen ist eine wöchentliche Gewichtszunahme von zumindest 500 g angemessen und gut erreichbar. Hierzu kann ein Ernährungsplan erstellt werden, wobei aber vom Therapeuten deutlich gemacht werden muß, daß es sich nur um einen ernährungswissenschaftlich begründeten Vorschlag handelt, der im Einzelfall durchaus unzureichend sein kann. Die Verantwortung für die Erfüllung des in der Regel durch wöchentliches Wiegen (vor dem Frühstück) überprüften Gewichtsvertrages bleibt ausschließlich bei der Patientin. Die zusätzliche Gabe von hochkalorischer Zusatznahrung (Fresubin®, Nutricomp® etc.) hat sich in diesem Kontext nicht bewährt, u.a. da der Therapeut dabei zumindest implizit die Wirksamkeit seiner Verordnungen garantieren müßte und es zudem vorrangig darum gehen sollte, ein Ernährungsverhalten zu erlernen, das unter Alltagsbedingungen praktikabel ist. Im Vordergrund des Vertrages stehen positive Konsequenzen beim Erreichen der Zwischenziele. Hier sollte eine Liste der für die Patientin angenehmen Dinge zusammengestellt und in eine Hierarchie gebracht werden; bei erfolgreicher Zunahme steht beispielsweise ein Kino- oder Theaterbesuch an. Im Falle eines ausbleibenden Erfolges entfallen zunächst die positiven Aspekte; in einem zweiten Schritt können Ausgangs- und Besuchssperren vereinbart werden. Sollten Täuschungsversuche offenbar werden, werden diese zunächst als das, was sie sind, nämlich Selbsttäuschungsversuche, identifiziert. Es ist günstig, die Patientin selber entscheiden zu lassen, welche Sanktionen hier angemessen sind. Ein Therapieabbruch bzw. die Entlassung aus therapeutischen Gründen ist der letzte, bei Erfüllung der einvernehmlich festgelegten Kriterien aber auch konsequent zu handhabender Schritt. Er sollte erfolgen, wenn deutlich wurde, daß die Patientin noch nicht bereit bzw. in der Lage ist, sich nachdrücklich genug für die Überwindung ihrer Eßstörung zu engagieren. Soweit keine vitale Gefährdung vorliegt, ist die Beendigung der Therapie – ohne Groll, Vorwürfe oder drohende Hinweise auf gesundheitliche Spätfolgen – ein Schritt, der die Eigenverantwortlichkeit der Patientin unterstreicht und damit auch für einen erneuten Anlauf zu einem späteren Zeitpunkt richtungsweisend sein kann.

Therapieziel: Überwindung von Heißhungerattacken und selbsthervorgerufenem Erbrechen

Die Überwindung des Teufelskreises aus Heißhungerattacken und Erbrechen setzt voraus, daß die Patientin an Hunger und Sättigung orientiert ißt und ihr individuelles Normalgewicht erreicht. Wieder eine „normale" Ernährung auszuprobieren beinhaltet das Risiko, zu viel zu essen und damit auch Erbrechen zu provozieren. Um dieses Risiko zu minimieren, tendieren viele Patientinnen bei Therapiebeginn dazu, ihre Nahrungsaufnahme zu reduzieren. Dies führt kurzfristig zur Einstellung des Erbrechens, aber auch zu einer Gewichtsreduktion und einem latenten Hungerzustand. Schnell können erste „Erfolge" präsentiert werden, längerfristig sind erneute Heißhungerattacken vorprogrammiert. Aus diesem Grunde ist es zunächst nicht günstig, Freßattacken und Erbrechen durch Verträge zu verbieten. Eine andere Ausgangssituation ergibt sich, wenn eine Patientin trotz weitgehend normalen Eßverhaltens Freß- und Brechattacken vornehmlich als Antwort auf Konflikte, etwa zur Spannungsreduktion, einsetzt. Hier können Verträge die Ausnutzung alternativer, zuvor mit dem Therapeuten erarbeiteter Bewältigungsstrategien, z. B. Entspannungstechniken, vorsehen.

Training von sozialer Kompetenz und Selbstsicherheit

Eßstörungen treten wohl nicht zufällig gehäuft bei jungen Frauen auf, in einem Alter, in dem die Ablösung von der

Familie und eine soziale wie berufliche Neuorientierung anstehen. Auch die für viele Betroffene charakteristische überwertige Identifikation mit dem gesellschaftsimmanenten Schlankheitsideal kann als Ausdruck erheblicher Selbstunsicherheit verstanden werden. Andererseits fallen Betroffene nicht selten durch betont selbstsicheres Auftreten auf, wobei die damit überspielten Unsicherheiten und Ängste, auch im Rahmen einer guten therapeutischen Beziehung, oft erst relativ spät offen thematisiert werden können.

Bei der Behandlung von Anorexie und Bulimie kommt dem Auf- und Ausbau der sozialen Kompetenz somit ein hoher Stellenwert zu. In der ambulanten Einzeltherapie können exemplarische Probleme aus diesem Bereich angesprochen und alternative Handlungsweisen entwickelt werden. Im Rahmen der stationären Behandlung werden diese Themen schwerpunktmäßig in Gruppen bearbeitet. Hier ist es möglich, die für richtig erachteten Verhaltensänderungen im Rollenspiel praktisch umzusetzen und zu erleben, was die Verhaltensänderung auf emotionaler Ebene bedeuten kann. Ausgehend von elementaren („ja" und „nein" sagen lernen, Kritik und Lob geben und annehmen können) über komplexere Übungen (Unterschiede zwischen resignativem, ambivalent-inkonkretem und agressiv-konfrontativem Auftreten kennen; Konflikte offen ansprechen; Beziehungsklärung) führt der Weg bis zur Umsetzung aktueller persönlicher Problemsituationen. *Regieanweisungen*, die die Patientin dabei den Gruppenmitgliedern gibt, setzen eine kognitive Analyse der Situation voraus. Im Rahmen von Hausaufgaben kann die Umsetzung des Erlernten außerhalb des geschützten Rahmens therapeutischer Gruppen ausprobiert und in der folgenden Stunde gemeinsam erörtert werden. Soweit es der Patientin gelingt, sich und ihre Probleme einzubringen, ergeben sich, neben dem Spaß an der Sache, motivationsfördernde Erlebnisse fast von alleine.

Entspannungstechniken

Für Anorexie und Bulimiepatienten sind Nicht-Essen bzw. Essen und Erbrechen oft die einzige Möglichkeit, innere Anspannung abzureagieren. Eine Normalisierung des Eßverhaltens ist langfristig nur möglich, wenn es den Betroffenen gelingt, alternative Bewältigungsformen für diese auch bei verbesserter sozialer Kompetenz letztlich unvermeidlichen Gefühlsqualitäten zu entwickeln. Dementsprechend ist das Erlernen einer Entspannungstechnik, etwa des vom Psychotherapeuten J. H. Schultz entwickelten autogenen Trainings oder der vergleichsweise leicht zu erlernenden progressiven Muskelrelaxation nach E. Jacobson, Bestandteil jeder Therapiestrategie. Bei den genannten Verfahren geht es darum, nach Einnahme einer stabil-bequemen Sitz- oder Liegeposition, die Aufmerksamkeit auf den Körper zu fokussieren, und zwar so, daß es entweder im Rahmen von stufenweise gegebenen Selbstinstruktionen („Die Arme werden schwer und warm") oder aber der bewußten Wahrnehmung des Wechsels von Muskelanspannung und Entspannung zu einer „konzentrativen Selbsthypnose", d. h. zu einer autosuggestiven Beruhigung vegetativer Funktionen, kommt. Im Rahmen dieser Übungen können u. a. eine Verlangsamung der Herzfrequenz und eine vermehrte Hautdurchblutung (einhergehend mit dem Gefühl der Wärme) erreicht werden. Diese Entspannungsverfahren, die – ähnlich wie Yoga – auch als Körperwahrnehmungsübungen geeignet sind, werden in der Regel im Rahmen von Gruppen erlernt. Hierbei werden die Instruktionen zunächst laut von dem Gruppenleiter gegeben. Entsprechende Texte sind auch auf Kassette erhältlich. Wichtig ist, daß die Betroffenen die Verfahren schließlich auch alleine, ohne äußere Hilfsmittel und in ihrem Alltag, wo es z. B. nicht immer möglich ist, sich flach auf den Boden zu legen, anwenden können.

Systemische Therapien
Die Bedeutung des Familienklimas für Manifestation und Verlauf einer Eßstörung wurde schon im 19. Jahrhundert erkannt. Obgleich Zusammenhänge etwa zwischen einer nicht ausreichend auf die Bedürfnisse des Kindes eingehenden Mutter und der Ausbildung einer Eßstörung im Einzelfall durchaus evident erscheinen können, war es in breiter angelegten

Untersuchungen nicht möglich, entsprechende Muster als für Eßstörungspatientinnen charakteristisch nachzuweisen. Es ist demnach davon auszugehen, daß es keine umschriebenen Störungen der familiären Interaktionen gibt, die spezifisch zu Eßstörungen führen. Ungeachtet dessen ist die prinzipielle Bedeutung der Familie für den Verlauf der Erkrankung und damit auch für den therapeutischen Zugang unbestritten. So waren bei der Behandlung von Patientinnen, deren Eßstörung im frühen Lebensalter einsetzte, Therapien, in denen die Familie einbezogen wurde, der Einzelbehandlung überlegen. Ziel der Familientherapie war es dabei vor allem, das in vielen Familien bedrückende emotionale Klima zu verbessern. Gelang dies, war der Verlauf signifikant besser als in Familien, in denen das emotionale Klima unverändert blieb.

Die Einbeziehung der Familie in die Therapie ist auf verschiedenen Ebenen möglich. Eine elementare Vorgehensweise ist, die ganze Familie über die Erkrankung aufzuklären. Oft unterschwellig vorhandene Befürchtungen, aber auch gegenseitige Schuldzuweisungen können so relativiert und die Familie entlastet werden. Darüber hinaus kann der Umgang der Angehörigen mit der Eßstörung der Patientin thematisiert werden: Wie sollen Mutter und Vater reagieren, wenn sie sehen, daß die Tochter nichts ißt oder zum Erbrechen auf die Toilette verschwindet?

Im Rahmen einer Familientherapie im engeren Sinne wird die Eßstörung der Tochter („Symptomträger"), als Ausdruck eines gestörten familiären Systems verstanden. Im Anschluß an eine Erfassung sowohl der individuellen Probleme als auch der familiären Strukturen, wobei der Therapeut an im Familienkreis geführten Gesprächen beobachtend teilnimmt, geht es darum, problematische Interaktionsmuster zu identifizieren: Welche Koalitionen bestehen in der Familie, werden altersadäquate Rollen eingehalten? Ist die Tochter beispielsweise Vertraute der Mutter gegenüber einem Vater, der durch Fremdgehen oder Alkohol droht, die Familie zu verlassen? Im Rahmen der Therapie geht es primär darum, die Kommunikation zwischen den Familienmitgliedern zu verbessern, die jeweiligen Sichtweisen aller Mitglieder zu reflektieren und so neue Umgangsformen zu finden. Ein solches Vorgehen setzt das Einverständnis und Engagement aller Beteiligten voraus.

Ist eine Familientherapie nicht möglich, z. B. weil die Angehörigen die Mitarbeit verweigern oder zu weit entfernt leben, können Aspekte davon im Sinne einer „Familientherapie ohne Familie" in die Einzel- oder Gruppentherapie der Patientin durch gezielte Reflexion der Standpunkte der Familienmitglieder einbezogen werden. So können im Einzelgespräch oder einem Rollenspiel die Standpunkte der Familienmitglieder reflektiert werden. Eine Beziehungsklärung ist auch mit „Familienskulpturen" möglich: Die Betroffene gruppiert Mitpatientinnen, die jeweils einen Angehörigen vertreten (was durch einen für die jeweilige Person charakteristischen Satz, der ihnen in den Mund gelegt wird, intensiviert werden kann), so, daß die sich ergebende Konstellation auf räumlicher Ebene die Situation in der Familie widerspiegelt. Eine Standortbestimmung der Betroffenen, Abhängigkeiten und Entwicklungsmöglichkeiten werden anschaulich.

Selbsthilfegruppen

Alternativ oder ergänzend zu einer ambulanten Einzeltherapie ist die Teilnahme an einer Selbsthilfegruppe, die auch therapeutisch geleitet sein kann, für viele Betroffene eine entscheidende Unterstützung. Im Kreise von Mitbetroffenen fällt es vielen leichter, offen über ihre Probleme zu sprechen, sich verstanden und ernst genommen zu fühlen. Die Qualität und der Erfolg von Selbsthilfegruppen hängen wesentlich davon ab, ob es gelingt, die Abläufe und die Interaktionen durch Gruppenregeln zu strukturieren konstruktiv umzusetzen. Im positiven Falle können Betroffene sich in der Bewältigung der Eßprobleme unterstützen, sich Tips und Ratschläge geben.

Therapeutische Wohngemeinschaften

Gelingt es einer Patientin nicht, sich im Rahmen der stationären Behandlung ausreichend zu stabilisieren, oder sind die häuslichen Bedingungen sehr belastend, sollte die Indikation einer therapeutischen Wohngemeinschaft überprüft werden. In der Regel in der Trägerschaft gemeinnütziger Organisationen, gibt es, derzeit allerdings noch selten, spezielle Wohngemeinschaften für Eßstörungspatientinnen. Hier teilen sich meist drei bis sechs Patientinnen eine Wohnung, für deren Versorgung sie selber verantwortlich sind. Interne Konflikte können in regelmäßigen Gesprächen mit dem Betreuer, einem Sozialarbeiter oder Psychologen, geregelt werden. Therapeutische Gespräche finden bei niedergelassenen Therapeuten und/oder in gemeinsamen Gruppen statt. Nach Möglichkeit können die Betroffenen ihrer Ausbildung oder Arbeit nachgehen. Indikation und Finanzierung müssen im Einzelfall abgeklärt werden muß. Gerade bei chronifizierten, mit erheblichen sozialen Defiziten einhergehenden Verläufen können Wohngemeinschaften einen therapeutischen Perspektiven und Lebensperspektiven eröffnenden Rahmen bieten.

4. Medikamentöse Therapie

Für Anorexiepatientinnen ist eine unkorrigierbar „wahnhafte" Fehleinschätzung des eigenen körperlichen Zustandes charakteristisch. Dieses legte nahe, Anorexiepatientinnen mit den bei Psychosen wirksamen Neuroleptika zu behandeln. Der erhoffte Effekt blieb aus. Körperschemastörungen von Anorexiepatientinnen sind demnach auch auf neuropharmakologischer Ebene vom Wahn psychotischer Patienten zu unterscheiden.

Die bei Anorexie- und Bulimiepatienten häufige depressive Stimmungslage gab Anlaß zur Verordnung von Antidepressiva. Bei Anorexiepatientinnen waren die Ergebnisse erster Versuche erfolgversprechend, in kontrollierten Studien konnte dann jedoch kein signifikanter Effekt nachgewiesen werden. Auch Therapieversuche mit Lithium, das bei Patienten mit manisch-depressiven Erkrankungen vor dem erneuten Auftreten entsprechender Phasen schützen kann, blieben erfolglos. Gegenwärtig wird untersucht, ob sich durch Gabe von Antidepressiva, von „Serotonin-Wiederaufnahme-Hemmern" (am bekanntesten sind die Präparate Fevarin®, Fluctin® – in den

USA Prozac® – und Seroxat®), die Häufigkeit und Schwere von Rückfällen senken lassen. Soweit absehbar, sind hier zumindest keine revolutionären Ergebnisse zu erwarten. Derzeit gibt es somit keine Befunde, die eine medikamentöse Behandlung der Anorexie rechtfertigen könnten. Allenfalls eine Behandlung begleitender psychischer Symptome (z. B. schwerer Depressionen) kann indiziert sein.

Im Gegensatz zur Anorexie, konnte bei der Bulimie durch Antidepressiva eine, wenn auch klinisch vielfach nicht ausreichende, so doch – im Vergleich zu Placebos – signifikante Verbesserung sowohl der Häufigkeit der Freßanfälle als auch der Stimmungslage erreicht werden. Es ist hierzu notwendig, daß diese in ausreichender Dosierung und kontinuierlich über einen längeren Zeitraum eingenommen werden. Mit einer die Zeit der Einnahme überdauernden therapeutischen Wirkung ist nicht zu rechnen. Erwähnenswert ist, daß die Besserung unabhängig davon ist, ob die Patientin bei Behandlungsbeginn unter Depressionen leidet. Es fiel auf, daß zur Behandlung der Eßstörung höhere Dosierungen notwendig sind als bei der Behandlung von Depressionen. Dieses kann als Hinweis auf neurobiologische Unterschiede zwischen Bulimie und Depression verstanden werden. Die Mehrzahl der Untersuchungen bei Bulimie-Patienten wurde mit den relativ nebenwirkungsarmen Serotonin-Wiederaufnahme-Hemmern durchgeführt. Als Nebenwirkungen, meist nur vorübergehend und leicht ausgeprägt, treten u.a. Übelkeit, Antriebssteigerung und innere Unruhe auf. Es gibt Hinweise darauf, daß diese Substanzen auch die Rückfallwahrscheinlichkeit reduzieren. Symptomfreiheit ist allein durch medikamentöse Behandlung allerdings nur in seltenen Fällen zu erreichen. Vor diesem Hintergrund ist eine begleitende medikamentöse Behandlung mit Antidepressiva vor allem bei schwereren, psychotherapeutisch nicht ausreichend ansprechenden Bulimie-Verläufen indiziert.

Neben Antidepressiva wurden bei Bulimiepatienten zahlreiche andere auf Funktionen des Gehirns wirkende Substanzen getestet, u. a. das ursprünglich zur Behandlung von Krampfanfällen eingesetzte Carbamazepin, der Opiat-Antagonist Naloxon oder auch L-Tryptophan. Diese blieben jedoch alle ohne signifikante positive Wirkung.

5. Rückfallvorbeugung

Auch wenn es einer Patientin gelingt, die Therapie erfolgreich abzuschließen, ist mittelfristig eine vollständige Heilung der Eßstörung eher die Ausnahme. Wie Nachuntersuchungen zeigten, spielt das Thema Essen und Schlankheit bei diesen, im Vergleich zu Gesunden, auch noch nach Jahren eine erheblich größere Rolle (s. S. 61 ff.). Prinzipiell ist von einer erheblichen Rückfallgefahr auszugehen. Die im Rahmen der Eßstörung praktizierten Verhaltensweisen hatten sich längerfristig als psychisch stabilisierende Faktoren bewährt, ihre Überwindung war nur durch erhebliche Kraftanstrengungen möglich. Dementsprechend steigt bei Krisen jeglicher Art die Wahrscheinlichkeit einer Reaktivierung an. Das Thema Rückfallprophylaxe sollte deshalb frühzeitig Bestandteil der Therapie werden. Grundlage ist, daß die Betroffene in der Lage ist, die Anzeichen eines drohenden Rückfalles, insbesondere Diätverhalten, als solches zu registrieren. Zudem müssen Formen des Umganges mit manifesten Rückfällen, mit Heißhungerattakken und Erbrechen eingeübt werden. Wichtig ist, daß ein Rückfall nicht als Ausdruck der prinzipiellen Unfähigkeit, die Eßstörung in den Griff zu bekommen, verstanden wird und die Betroffene sich im Sinne des (medizinisch nicht haltbaren) „Kontrollverlust"-Konzeptes nun ihrem vermeintlichen Schicksal hingibt. Ein gelegentlicher Rückfall, sei es von Diätverhalten oder Erbrechen, ist medizinisch unbedenklich. Entscheidend ist, daß die Betroffene dies zum Anlaß nimmt, nach den zu dem Ereignis führenden Gründen zu fragen und zusammen mit einem Therapeuten, im Rahmen einer Selbsthilfegruppe oder allein z.B. im Rückgriff auf die Inhalte des Selbstsicherheitstrainings nach Bewältigungsstrategien sucht. Die langfristige Bewältigung von Eßstörungen ist ein Balanceakt zwischen den Freiheiten und Risiken des Gesundseins und den sich aus der Dynamik der Eßstörung ergebenden Fesseln.

VIII. Anorexia und Bulimia nervosa bei Männern

Im 17. Jahrhundert wurde erstmals ein der Anorexie entsprechendes Krankheitsbild bei Männern beschrieben. Das Interesse an männlichen Eßstörungspatienten blieb dann jedoch gering, wohl nicht zuletzt deshalb, weil nur 5–15 % der von Anorexie und Bulimie Betroffenen Männer sind. Dies änderte sich erst in jüngster Zeit: Zahlreiche Reportagen, die vor allem den möglichen Zusammenhängen zwischen Eßstörung, Homosexualität und der sich wandelnden gesellschaftlichen Rolle des Mannes nachgehen, wurden dem Thema gewidmet.

Ob neben dem überragenden Einfluß soziokultureller Faktoren auch genetische Aspekte zum Überwiegen weiblicher Anorexie- und Bulimiepatienten beitragen, bleibt letztlich offen. Gegen einen hohen Stellenwert genetischer Faktoren spricht, daß manifeste Eßstörungen in der Präadoleszenz bei Mädchen und Jungen in etwa gleicher Häufigkeit auftreten.

Die Symptomatik anorektischer und bulimischer Patienten ist der ihrer Leidensgenossinnen sehr ähnlich. Vergleichende Untersuchungen zeigten eher graduelle Unterschiede: Eßgestörte Männer waren vor Erkrankungsbeginn häufiger manifest übergewichtig als Patientinnen. Die anorektische Symptomatik wird von Männern im Gegensatz zu Frauen relativ häufig als „Ich-fremd" erlebt, d.h., der Gewichtsverlust wird als krank oder zumindest als störend empfunden. Auch bei Männern sind überproportional häufig Sportler betroffen, die Sportarten ausüben, bei denen dem Körpergewicht entscheidende Bedeutung zukommt: Jockeys, Boxer, Gewichtheber und in Ausdauersportarten engagierte Athleten. Zumindest in der subjektiven Selbstwahrnehmung beginnt die Eßstörung bei vielen Betroffenen mit einer körperlichen Erkrankung (Gastritis, Magengeschwür, Durchfall etc.). Anhaltende Bauchschmerzen oder Appetitlosigkeit werden nicht selten als aufrechterhaltende Faktoren des gestörten Eßverhaltens empfunden. Das für anorektische Frauen charakteristische Symptom der Amenorrhoe fehlt naturgemäß; bei 80–90 % der anorekti-

schen Männer und in ähnlicher Größenordnung bei Bulimi-
kern sind die Testosteronspiegel erniedrigt, einhergehend mit
mangelnder sexueller Appetenz und oft Impotenz.

Die Mehrzahl der betroffenen Männer ist sozial isoliert,
nur wenige leben in einer Partnerschaft. Die Gefahr einer depressiven Entwicklung sowie von Alkohol- und Drogenmißbrauch ist signifikant erhöht.

Störungen bzw. Verunsicherungen bezüglich der sexuellen
Orientierung sind bei eßgestörten Männern häufig, Homose-
xuelle mit durchschnittlich etwa 21 % deutlich überrepräsentiert. Untersuchungen ergaben, daß unter Homosexuellen im
Vergleich zu Heterosexuellen Schlankheit eine deutlich größere Bedeutung hinsichtlich der körperlichen Attraktivität zu-
gemessen wird, was die Häufung zumindest teilweise plausibel macht. Andererseits muß festgehalten werden, daß die
Mehrzahl männlicher Eßstörungspatienten nicht homosexuell
ist und dieser Faktor für die Genese der Eßstörungen somit
nur von relativer Bedeutung sein kann.

Die Seltenheit des Krankheitsbildes bei Männern dürfte dazu führen, daß es vergleichsweise häufig übersehen oder falsch
diagnostiziert wird. Anorektische Männer werden mitunter
über viele Monate falsch, z.B. wegen einer angeblichen chro-
nischen Bauchspeicheldrüsenentzündung (Pankreatitis) oder,
gerade in jüngster Zeit, wegen einer vermuteten „Nahrungsmittelallergie" behandelt.

Hinsichtlich der Therapie gibt es zwischen weiblichen und
männlichen Betroffenen kaum Unterschiede – die Arbeit an
der Normalisierung des Eßverhaltens und eine kontinuierliche
Gewichtszunahme steht im Vordergrund. Der Kurzzeitverlauf
(d.h. über Wochen bis Monate) ist, entsprechend den Ergebnissen der bislang vorliegenden Untersuchungen, für die Betroffenen beider Geschlechter vergleichbar; längerfristige
Verlaufsuntersuchungen bei eßgestörten Männern stehen aus.

IX. Eßstörungen und Übergewicht (Adipositas)

Wie viele Menschen leiden unter Übergewicht?

Übergewicht ist keine Krankheit – erst die mit dem Übergewicht verbundenen gesundheitlichen Probleme und die psychosozialen Schwierigkeiten, die mit der Adipositas einhergehen, machen aus einer Normabweichung ein individuelles und gesellschaftliches Problem. Man schätzt, daß etwa 5–8 % aller Kosten, die in Deutschland im Gesundheitswesen anfallen, auf die Fettsucht und ihre Folgeerkrankungen zurückzuführen sind.

Übergewicht läßt sich nicht klar definieren: Je nachdem, ob man Gesundheit, psychisches Wohlbefinden, Ästhetik und Mode oder Gewichtsverteilung in der Bevölkerung als Maßstab zugrunde legt, resultieren unterschiedliche Grenzwerte. Es ist von Vorteil, die Definition des Übergewichts am BMI (Body-mass-Index) zu orientieren (s. Kapitel I), da hier das Gewicht analog der Zunahme an Fettmasse und des gesundheitlichen Risikos auf die Körpergröße bezogen ist.

Das durchschnittliche Gewicht steigt mit dem Lebensalter an; der BMI von Männern beträgt im Alter von 16 Jahren durchschnittlich 20 und mit 50 Jahren etwa 26. Erst im sehr hohen Alter fällt er wieder ab. Gleichzeitig steigt jedoch auch dasjenige Gewicht, bei dem eine optimale Lebenserwartung

	BMI in kg/m2	Frauen 25–34 Jahre	55–64 Jahre	Männer 25–34 Jahre	55–64 Jahre
Untergewicht	< 20	12,2%		3,8%	
Normalgewicht	20–25	48 %		43,6%	
		72%	28%	66%	25%
Adipositas I°	26–30	28,1%		42%	
		20%	50%	25%	51%
Adipositas II°	30–40	11,6%		10,6%	
		8%	22%	9%	24%
Adipositas III°	> 40	0,6		0,1	

Abb. 4: Einteilung des Übergewichtes nach BMI und Häufigkeitsschätzungen für das Auftreten in Deutschland.

berechnet wird: Liegt im fünften Lebensjahrzehnt der optimale BMI etwa bei 23, so steigt der Wert im siebten Lebensjahrzehnt auf etwa 27 an. Demgemäß müßte Adipositas für jede Altersgruppe unterschiedlich abgegrenzt werden, was kaum praktikabel wäre.

1. Eßstörungen bei Übergewicht – Ist Übergewicht das Resultat gestörten Eßverhaltens?

Ungestörtes Eßverhalten ist gekennzeichnet durch ein bei gleichen Umgebungsbedingungen weitgehend konstantes Körpergewicht. Die Nahrungsaufnahme weist einen stabilen Tagesrhythmus auf. Bei ungestörtem Eßverhalten wird die Nahrungsaufnahme ohne bewußte Einflußnahme so gesteuert, daß die Energiebilanz zwischen Kalorienaufnahme und Kalorienverbrauch ausgeglichen bleibt und die Fettvorräte des Körpers konstant bleiben. Eine längerfristig zu geringe Kalorienaufnahme führt reflektorisch zu vermehrtem Hungergefühl und damit zu einer Tendenz, mehr zu essen (soweit dies möglich ist), ohne daß hierfür der bewußte Blick auf die Digitalanzeige der Waage notwendig wäre. Unterstützt wird die Gewichtsregulation durch ein kompensatorisches Absinken des Grundumsatzes bei Gewichtsabnahme und damit einer Verminderung des Kalorienverbrauchs (*et vice versa* bei Gewichtszunahme) (vgl. Kap. I).

Betrachten wir Übergewicht vom Standpunkt eines solchen idealtypischen ungestörten Eßverhaltens, so ist Adipositas gekennzeichnet durch eine *Störung dieser Gleichgewichtsprozesse*. Hunger- und Sättigungsgefühle versagen bei der Aufrechterhaltung eines Körpergewichtes, das einen gesunden Stoffwechsel gewährleistet; die Fettmasse nimmt immer mehr zu, so daß daraus ein bedrohlicher körperlicher Zustand resultiert.

Die Gewichtsverläufe von Übergewichtigen sind sehr schwankend und weisen häufig einen sogenannten *Jo-jo-Effekt* auf, d. h. erhebliche, bewußt durch Diäten induzierte Gewichtsabnahmen gefolgt von kompensatorischen Zunahmen. Wie erheblich die Störung des Eßverhaltens sein kann, sei am Fallbericht einer 21jährigen Fachhochschülerin (1,74 m; 156 kg) demonstriert:

Aufgewachsen bin ich als wohlbehütetes Einzelkind teils bei meinen Eltern, teils, weil meine Eltern beruflich sehr belastet waren, bei meiner Großmutter. In meiner Kindheit gab es häufig Streit zwischen meinen Eltern und meinen Großeltern und ein ziemliches „Hin- und Hergeziehe" meinetwegen.

Übergewichtig bin ich, solange ich denken kann; bereits in der Grundschule war ich mehrfach in Kinderkurkliniken zur Gewichtsabnahme. Erst nach einer Operation im Alter von 17 Jahren, bei der ich einen strikten Kalorienplan befolgte, nahm ich innerhalb eines halben Jahres von damals 142 kg auf 70 kg ab. Ich begann in dieser Zeit aber auch, das meiste was ich aß, wieder zu erbrechen. Ein Jahr später kam ich auf die Fachhochschule; die Eßanfälle wurden immer schlimmer, aber ich erbrach immer weniger, so daß ich die ganzen Kilos wieder zunahm und jetzt sogar noch erheblich mehr wiege. Im Moment bin ich in einer Phase, in der ich mich absolut weigere, mich selbst im Spiegel zu betrachten oder mich zu wiegen. Eßanfälle habe ich praktisch jeden Tag. Insbesondere abends esse ich oft riesige Mengen wie in einem Rauschzustand; häufig bereite ich mich aber auch darauf vor, indem ich den Kühlschrank bis zum Rand fülle.

In meiner Familie hat es wegen meines Gewichtes immer Unstimmigkeiten gegeben. Ich habe mich ziemlich zurückgezogen und versuche, möglichst keine öffentliche Aufmerksamkeit zu erwecken oder irgendwelche Blamagen zu erleiden. In der Schule bin ich zwar einigermaßen akzeptiert, ich fange aber erst jetzt zaghaft an, an gemeinsamen Schulaktivitäten teilzunehmen oder mir einen kleinen Freundeskreis aufzubauen. Für meine Schulleistungen war problematisch, daß ich enorme Fehlzeiten hatte, weil ich mich, wenn ich mal wieder einen Freßanfall hatte, von Einzelstunden oder gleich vom ganzen Unterricht befreien ließ.

Gegenwärtig leide ich unter den körperlichen Problemen, die durch mein Übergewicht entstanden sind: Mein Blutdruck ist zu hoch; durch die frühere Bulimie und die jetzigen Eßan-

fälle habe ich immer wieder Magenbeschwerden; bei körperlichen Belastungen jeglicher Art muß ich sehr schnell aufgeben. Mein Selbstvertrauen ist sehr gering, und ich traue mir kaum etwas zu. Ich kann mich, so wie ich jetzt bin, in keiner Weise selbst akzeptieren; ich schaffe es aber auch nicht, meine Probleme selbst in den Griff zu bekommen.

Eindeutige Eßstörungen, wie sie in unserem Fallbericht beschrieben wurden, sind bei Übergewichtigen eher die Ausnahme als die Regel. Andererseits haben Übergewichtige sehr häufig das Gefühl für Sättigung verloren; die Nahrungsaufnahme ist häufig linear, ohne eine im Laufe der Mahlzeiten erkennbar eintretende Wirkung von Sättigung. Als typisch für Übergewichtige wird eine Nahrungsaufnahme angesehen, die *ohne klare Gliederung in einzelne Mahlzeiten* kontinuierlich den Tag über verläuft, oder eine Nahrungsaufnahme, die *vor allem abends und nachts* stattfindet, während über den Tag relativ wenig gegessen wird. Solche Essertypen sind lediglich Beschreibungen von Eßverhalten und keine diagnostischen Kategorien. Exakte Angaben zur Häufigkeit solcher Störungsmuster fehlen.

Daneben gibt es Bemühungen, die sogenannte *binge-eating-disorder* als weitere diagnostische Entität einer Eßstörung wissenschaftlich faßbar und exakt zu definieren (s. Kap. IV). Diese Eßanfälle werden in einen kausalen Zusammenhang gebracht mit restriktivem Essen, d.h. einer Nahrungsaufnahme, die mengenmäßig unter dem tatsächlichen Kalorienbedarf liegt. Der hieraus resultierende relative Mangel an verfügbarer Energie ebnet den Boden für solche Eßanfälle, bei denen die körpereigenen Regulationsmechanismen die Nahrungsaufnahme erzwingen, die die bewußte willentliche Steuerung zunächst nicht zugelassen hat. Im Resultat wird durch die „binges" jedoch mehr an Kalorien zugeführt, als eigentlich benötigt wird; das Resultat ist eine Gewichtszunahme (vgl. Kap. II).

Die Häufigkeit dieser Eßstörung wird bei behandelten Eßstörungsgruppen auf etwa 20 % geschätzt; in der Bevölkerung haben etwa 5 % der Übergewichtigen regelmäßig Eßanfälle.

Bei der binge-eating-disorder dürfte es sich um *die häufigste aller diagnostisch definierten Eßstörungen* handeln.

2. Übergewicht und gesundheitliches Risiko

Im Jahr 1995 veröffentlichte eine Forschergruppe der Harvard-Universität in Boston eine Studie an einer Gruppe von insgesamt mehr als 115000 Krankenschwestern, die über 16 Jahre lang prospektiv beobachtet und untersucht wurden. Im Beobachtungszeitraum starben fast 5000 der bei Aufnahme in die Untersuchung 30–55jährigen Frauen.

Je höher das Körpergewicht, desto höher war auch das Risiko an einer kardiovaskulären Erkrankung zu sterben. Frauen mit einem BMI von über 32 hatten gegenüber Frauen mit einem BMI von 20 ein fast achtfach erhöhtes Risiko, an Erkrankungen wie Herzinfarkt oder Schlaganfall zu sterben. Doppelt so hoch wie bei Normalgewichtigen war das Risiko, an einer Krebserkrankung zu sterben.

Diese sehr große, methodisch überzeugende Studie belegt und differenziert noch einmal das, was schon lange bekannt ist: *Übergewichtige leben kürzer.* Und in dieser eingeschränkten Lebensspanne müssen sie sich mit weit mehr gesundheitlichen Beeinträchtigungen, Beschwerden und manifesten Krankheiten auseinandersetzen.

Begleiterscheinungen des Übergewichts sind Fettstoffwechselstörungen mit hohen Cholesterinwerten im Blut, hoher Blutdruck und Neigung zur Zuckerkrankheit. Vor allem die Blutgefäße werden hierdurch geschädigt. Die Gefäße verkalken vorzeitig und werden immer enger; die damit verbundene Unterversorgung der Organe führt zu Schädigungen der jeweiligen Organe. Besonders gefährdet sind hierbei Herz, Niere und Gehirn. Herzinfarkt, Herzmuskelschwäche, Rhythmusstörungen, Nierenfunktionsstörung oder Schlaganfall können die Folge sein.

Die Summe dieser kardiovaskulären Erkrankungen bedingt bei weitem die meisten Todesfälle in Deutschland und trägt wesentlich zur Übersterblichkeit der Adipösen bei.

Krebserkrankungen der weiblichen Brust, der Gebärmutter, der Vorsteherdrüse und der Gallenblase sind bei Übergewichtigen häufiger. Daneben kann Übergewicht zu einer Vielzahl von Gebrechen führen. Unter der ständigen statischen Überlastung nutzen sich die Gelenke schneller ab; insbesondere die Kniegelenke sind häufig arthrotisch verändert. Schmerzen und Einschränkung der Beweglichkeit im gesamten Bewegungsapparat sind nicht selten. Sie machen es dem Übergewichtigen schwer, durch körperliche Aktivität seinen Gesundheitszustand zu verbessern.

Der erhöhte hydrostatische Druck führt in den Venen zur Beeinträchtigung des Ventilmechanismus der Venenklappen. Das Blut wird nicht mehr im konstanten Rückfluß zum Herzen gehalten und staut sich in den abhängigen Körperregionen, also in den Beinen: Krampfadern, Thrombosen, offene Beine und Ödemneigung sind die unangenehmen Folgen.

Gallensteine und damit die Neigung zu Gallenblasenentzündungen und Entzündungen der Bauchspeicheldrüse finden sich weit häufiger bei Übergewichtigen als bei schlanken Menschen.

Die Ansammlung von Fettmassen im Bereich des Bauchraumes drückt die Zwerchfelle nach oben; die Lungenatmung wird zunehmend behindert; immer weniger Kohlendioxid kann abgeatmet werden und verbleibt somit im Körper. Dies kann im Extremfall zum sogenannten *Pickwicksyndrom* (benannt nach dem englischen Autor Charles Dickens, der dieses Phänomen bei übergewichtigen Menschen in seinem Buch „Die Pickwickier" beschrieben hat) führen, bei dem der Mehranfall von Kohlendioxid im Blut vor allem im Sitzen zu einer Art Narkose führt: Die Menschen schlafen im Sitzen immer wieder kurzfristig ein.

Auf einem ähnlichen Mechanismus beruht das Schlaf-Apnoe-Syndrom, bei dem die Atmung während des Schlafes für viele Sekunden aussetzt, was zu einer erheblichen Minderversorgung des Gehirns mit Sauerstoff führt. Die Folgen sind gestörter Schlaf, vermehrte Müdigkeit, Konzentrationsstörung und Bluthochdruck.

Das metabolische Syndrom – ein tödliches Quartett

Schon lange ist bekannt, daß nicht alle Übergewichtigen in gleicher Weise von Erkrankungsrisiken betroffen sind. Die *Verteilung des Fettes im Körper* spielt hier eine wesentliche Rolle: Diejenigen bei denen sich das Fett vor allem im Bauchraum ansammelt, so daß der *Rumpf eine „Apfelform"* aufweist, tragen das höchste Risiko. Da dieser Fettverteilungstyp vor allem *bei Männern* auftritt, wird er auch als „android" bezeichnet.

Beim *„birnenförmigen"* Verteilungstyp befindet sich das Fettgewebe vor allem im Bereich des Beckens und an den Oberschenkeln. Dieser findet sich *häufiger bei Frauen* und wird deswegen als „gynoid" bezeichnet. Er ist weit weniger durch kardiovaskuläre Erkrankungen bedroht.

Die bauchbetonte Stammfettsucht geht weit häufiger einher mit hohem Blutdruck, Diabetes mellitus und Fettstoffwechselstörungen. Die Kombination dieser vier eindeutig mit hohem Risiko behafteten Stoffwechselmerkmale wird auch als „tödliches Quartett" oder „metabolisches Syndrom" bezeichnet.

Während bisher die Häufung des gemeinsamen Auftretens dieser Risikofaktoren bekannt war, wurde in den letzten Jahren klar, daß dieses Syndrom eine gemeinsame Ursache hat, nämlich einen genetischen Defekt, der zu einer verminderten Wirksamkeit des körpereigenen Insulins führt. Das wichtigste Zielorgan des Insulins ist die Skelettmuskulatur, wo unter Insulinwirkung Glukose, der wichtigste Energielieferant des Muskels, aufgenommen wird. Beim metabolischen Syndrom finden sich sowohl eine verminderte Versorgung des Muskels mit Kapillaren (kleinsten Blutgefäßen) als auch eine Umverteilung der Muskelfasertypen. Die insulinempfindlichen Muskelfasern, die aerobe Muskelarbeit mit hohem Sauerstoff- und Glukoseverbrauch leisten, sind vermindert, während gleichzeitig eine relative Vermehrung der weniger insulinabhängigen weißen Muskelfasern nachzuweisen ist.

Die abgeschwächte, insulininduzierte Aufnahme von Glukose in die Muskulatur führt kompensatorisch zu einer vermehrten Insulinsekretion durch die Betazellen des Bauchspeicheldrüsenschwanzes. Durch die erhöhten Insulinspiegel kann die verminderte Wirksamkeit dieses Hormons lange Zeit kompensiert werden. Erst nach Erschöpfung der Betazellen tritt eine Zuckerkrankheit, mit all ihren bedrohlichen Folgeerscheinungen für den Organismus auf. Schon lange vorher können jedoch mit speziellen Techniken die verminderte Insulinwirksamkeit und später auch die erhöhten Insulinspiegel nachgewiesen werden.

Man nimmt an, daß diese bedrohliche Stoffwechselkonstellation in Zeiten der Mangelernährung durchaus Vorteile bot, da durch die verminderte Glukoseverbrennung der Energieverbrauch gedrosselt wurde. Sobald jedoch die Ernährung im Überfluß vorhanden ist, neigen solche Menschen zur überschießenden Gewichtszunahme. Erst durch die Speicherung der angesichts der sparsamen Stoffwechsellage überreichlichen Energie in Form von Fettgewebe im Bauchraum, entstehen die schädlichen Folgen für den Organismus.

3. Psychosoziale Folgen des Übergewichts – Diskriminierung mit öffentlicher Beteiligung

Was ist Übergewicht? Die Antwort, die wir auf diese Frage geben, prägt wesentlich unser Urteil über übergewichtige Menschen. Ist Übergewicht die Folge eines zügellosen, genußsüchtigen Verhaltens oder Folge einer nahezu unausweichlich wirksam werdenden genetischen Programmierung?

Oder ist Übergewicht ein Merkmal des Körpers, das genetisch vorprogrammiert ist wie Augenfarbe und starker Bartwuchs, ein Merkmal mithin, für das der einzelne keine Verantwortung übernehmen kann? Kämpfen Übergewichtige ständig und vergebens gegen die Besonderheiten ihrer Natur?

Für die öffentliche Meinung ist die Antwort einfach: Übergewichtige gelten als häßlich, faul, dumm und verlogen. Solche Vorurteile finden sich bereits bei Kindern, denen in Silhouetten Bilder von anderen Kindern mit unterschiedlichen Behinderungen gezeigt wurden; die übergewichtigen Silhouetten waren stets die, mit denen die Kinder am wenigsten gerne spielen würden. Bei ähnlichen Experimenten mit Studenten werden Betrüger, Ladendiebe und Kokainabhängige den Übergewichtigen eindeutig als mögliche Ehepartner vorgezogen.

Übergewichtige schaffen es kaum, in gut bezahlte oder sozial angesehene Berufe vorzudringen. In Deutschland wird eine Verbeamtung schon ab einem Übergewicht von 30 % eher abgelehnt; bei noch ausgeprägterem Übergewicht wird sie fast unmöglich. Die Beobachtung, daß Übergewicht in niedrigen sozialen Schichten häufiger ist, ist zweideutig: Ist der fehlende soziale Aufstieg Folge von Faulheit und fehlendem Engagement und damit eine Bestätigung des öffentlichen Vorurteils oder vielmehr Ausdruck systematischer Diskriminierung als Folge dieses Vorurteils?

In einer großen epidemiologischen Studie in Kopenhagen wurden die beruflichen Laufbahnen von insgesamt 3 273 einberufenen Wehrpflichtigen über durchschnittlich zwölf Jahre nachverfolgt. Nur einem Drittel der extrem Übergewichtigen (> BMI 35 bei der Musterung) gelang es, über die untersten beiden sozialen Stufen (von insgesamt sieben) aufzusteigen, im Vergleich zu 51 % aus der normalgewichtigen Kontrollgruppe. Dieser Unterschied ließ sich weder durch Unterschiede im sozialen Status, in der Ausbildung oder der Intelligenz erklären, sondern weist eindeutig auf ein ganz erhebliches soziales Handicap hin, mit dem sich die Übergewichtigen auseinandersetzen müssen. Die gesellschaftliche Benachteiligung von Übergewichtigen erreicht ein Ausmaß, wie es sonst politisch bei keiner anderen Gruppe geduldet würde.

Trotz zunehmender wissenschaftlicher Evidenz für die langfristige Determination von Übergewicht sehen entsprechend dem Ergebnis von Befragungen auch Ärzte diese Patienten als häßlich, ungeschickt und vor allem als wenig willensstark an. Das Fehlschlagen der von ihnen routinemäßig und oft ohne Beachtung der individuellen Problematik verordneten Gewichtsreduktion bleibt so in der Verantwortung des Patienten.

Die Übergewichtigen sind sich dieser Vorurteile mehr als bewußt. Sie spüren, daß andere Menschen hinter ihrem Rükken über sie reden und daß diese eine negative Meinung über ihr Gewicht haben. Sie registrieren, daß ihnen aufgrund des Übergewichtes erhebliche Schwierigkeiten für den beruflichen Aufstieg entstehen. Selbst da, wo sie aufgrund der Folgeerkrankungen medizinische Hilfe suchen, fühlen sie sich respektlos behandelt. So wählen sie häufig den Weg in die soziale Isolation. In einem Teufelskreis aus Depression und Deprivation, von mangelnder körperlicher Betätigung und zunehmend gestörtem Eßverhalten werden das Gewicht und die damit verbundenen Probleme immer größer.

X. Therapie des Übergewichts

1. Ist Übergewicht unheilbar?

In einer kritischen Übersicht über Studien zur Erfolgskontrolle von Gewichtsreduktionsprogrammen kam der amerikanische Psychologe und Adipositasforscher David Garner 1991 zu dem weiterhin nicht leicht widerlegbaren, provozierenden Ergebnis: „Es ist kaum möglich, irgendeinen wissenschaftlichen Grund für den fortgesetzten Einsatz diätetischer Adipositastherapie zu finden. Ungeachtet der im einzelnen verwendeten spezifischen Technik nehmen fast alle Teilnehmer an solchen Programmen den erzielten Gewichtsverlust hinterher wieder zu. Die Unausweichlichkeit dieses Ergebnisses wird in seiner Deutlichkeit nur gelegentlich verschleiert durch Nachbeobachtungszeiten, die nicht ausreichen, die späteren Phasen der Gewichtszunahme zu erfassen."

In der Tat scheinen die meisten langfristig angelegten Studien zur Gewichtsreduktion vor allem zu belegen, daß es eine fast unüberwindliche *Tendenz* aller Übergewichtigen gibt, *das ursprüngliche Gewicht wieder herzustellen*. Die Gewichtskurven erinnern an ähnliche Gewichtsverläufe, die im Tierexperiment, z.B. bei Ratten, gefunden werden, wenn über eine befristet eingeschränkte Ernährung deren Gewicht reduziert wurde. Die Ratten erreichen praktisch ohne Ausnahme wieder das Gewicht, das auch diejenigen Ratten haben, die keine „Hungerkuren" mitgemacht hatten.

Wenden wir uns von der Betrachtung der „klassischen" Eßstörungen Bulimie und Anorexie der Therapie der Adipositas zu, so gewinnen wir in der Tat einen ganz neuen Blickwinkel: Anorexie und zumeist auch die Bulimie sind Ausdruck und Folge des Versuchs, das eigene Gewicht unter das natürlich regulierte Gewicht zu drücken. Dies ist auf die Dauer nicht möglich, ohne daß ein gestörtes Eßverhalten resultiert. Was berechtigt uns zu der Hoffnung, daß Übergewichtige ihr Körpergewicht reduzieren können, ohne daß es zur Gegenregulation des Körpers und zur Störung des Eßverhaltens kommt?

Trotz dieser skeptischen Vorbemerkungen sind die *Gründe für die Gewichtsreduktion* mehr als überzeugend: Schon geringe Gewichtsabnahmen führen zu einer verbesserten Insulinwirksamkeit, zu einer besseren Diabeteseinstellung, häufig auch schon zu einem niedrigeren Blutdruck. Die effizienteste Therapie der Fettstoffwechselstörungen bei Übergewicht liegt in einer zumindest moderaten Gewichtsreduktion. Die *gesundheitlichen Folgen von Übergewicht sind gravierend und ohne Gewichtsreduktion nicht zu kompensieren.* Es gibt Hinweise darauf, daß die Lebenserwartung durch langfristige Gewichtsreduktion wieder ansteigt. Es kann keinen Zweifel daran geben, daß die langfristige Gewichtsabnahme ein notwendiges Ziel ist, wenn es um Menschen geht, die ein hohes gesundheitliches Risiko aufweisen, d.h. Menschen, die ein hochgradiges Übergewicht (> BMI 35) oder ein metabolisches Syndrom mit Neigung zu Zuckerkrankheit, hohem Blutdruck und erhöhten Blutfetten aufweisen.

Nicht zuletzt besteht ein ganz erheblicher *sozialer Druck* zur Gewichtsabnahme; nicht erst der erhobene Zeigefinger des Arztes veranlaßt übergewichtige Menschen alles zu tun, um endlich ein den kulturellen Normen entsprechendes Äußeres aufzuweisen. Entgegen dem gängigen Vorurteil sind Übergewichtige häufig eben gerade nicht träge und schicksalsergeben, sondern versuchen alles, um endlich auch längerfristig Gewicht abzunehmen.

Für jede Gewichtsabnahme gibt es eine einfache biophysikalische Grundregel, die für all die unterschiedlichen Ansätze der Adipositastherapie gleichermaßen gilt: Die Energiezufuhr muß über einen längeren Zeitraum kleiner sein als der Energieverbrauch, *die Energiebilanz muß negativ werden.* Der Energieverbrauch läßt sich aufgliedern in den *Grundumsatz,* den Energieverbrauch in Ruhe, und vor allem den *Arbeitsumsatz,* d.h. den Energieverbrauch in Ruhe plus die für körperliche Bewegung und Arbeit zusätzlich benötigte Energie; der Arbeitsumsatz ist leichter als der Grundumsatz zu beeinflussen. (Ein kleinerer Teil der Energie wird zusätzlich benötigt, um Nahrungsbestandteile zu verdauen und an den Körper zu adaptieren.)

Diätetische Adipositastherapie – Variationen über ein Thema
Das einfachste und auf kurze Sicht wohl effizienteste Mittel
die Energiebilanz im gewünschten Sinne zu verändern, ist die
Drosselung der Energiezufuhr, d.h. die Ernährung so umzu-
stellen, daß weniger Kalorien zugeführt werden oder verfügbar sind. In den Medien, durch kommerzielle Programme und
durch „Mund-zu-Mund-Propaganda" werden immer neue
Diätrichtlinien propagiert von extrem einseitigen Kartoffel-
oder Reisdiäten bis hin zu ausgefeilten Kochrezepten mit ge-
nauen Speiseplänen für jeden Tag der Woche.

Der Grundgedanke von Reduktionsdiäten ist es, in immer
neuen Variationen Nahrungsmittel so auszuwählen, daß trotz
der verminderten Kalorienzufuhr subjektiv die Diäten als
möglichst wenig einschränkend wahrgenommen werden. Versucht wird dies durch die beliebige Freigabe extrem selektier-
ter Nahrungsbestandteile („Iß soviel Du willst, allerdings
immer nur das gleiche"), durch die Auswahl faserhaltiger,
voluminöser Speisen, die den Magen füllen sollen oder eine
phantasievolle Ausgestaltung des Speiseplans, die über den
Aspekt des geringen Nährwerts der Speisen hinwegtröstet.

Das *Auftreten von Hunger ist der limitierende Faktor* jeder
längerfristig aufrechterhaltenen Diät. Recht häufig enden
hoffnungsvoll begonnene Abnehmversuche in hemmungslosen
Eßanfällen, mit denen in kurzer Zeit die mühsam erkämpfte
Gewichtsreduktion wieder zunichte gemacht wird.

Eine durchaus naheliegende Lösung von Übergewichtspro-
blemen ist das strenge *Fasten*, das Einstellen der Nahrungszufuhr. Das Hungergefühl scheint unter diesen Bedingungen
paradoxerweise geringer ausgeprägt zu sein, als bei nur mit-
telmäßig eingeschränkter Nahrungszufuhr. Totales Fasten
führt zu multiplen körperlichen Beschwerden, wie einer ausgeprägten Lethargie, zu einer verminderten körperlichen Aktivität, zu einem ständigen Gefühl des Benommenseins und
Schwindelgefühlen. Der Grundumsatz fällt ganz erheblich ab
und erschwert damit das Gewichtabnehmen.

Unser Körper ist zur Aufrechterhaltung des Stoffwechsels
und der Funktionsfähigkeit der Organe auf Nahrung ange-

wiesen. Selbst bei weitgehend eingestellter Muskeltätigkeit benötigen Organe wie Gehirn, Herz und Nieren für ihre lebensnotwendigen Aufgaben erhebliche Mengen an Energie, die im günstigsten Fall aus Kohlenhydraten stammt. Diese können im Körper nur in ganz begrenzter Menge bevorratet werden; der menschliche Organismus muß ohne exogene Kohlenhydratzufuhr auf die Umwandlung von Eiweißen aus Muskeln und Abwehrstoffen zu Glukose zurückgreifen, was den langfristigen Erfolg von Fastenkuren bereits im Ansatz gefährdet. Täglich werden mindestens *40–50 g Kohlenhydrate* benötigt, um eine bedenkliche Umstellung des Stoffwechsels auf eine ausschließliche Verbrennung von Körperfett und Eiweiß zu verhindern.

Unsere Körperzellen werden ständig umgebaut und erneuert; Hormone und Immunglobuline müssen produziert und abgebaut werden. Dafür müssen über die Ernährung immer neue Eiweiße zugeführt werden. Der Körper benötigt mindestens *50 g hochwertige Eiweiße* pro Tag, um nicht die eigenen Eiweißvorräte angreifen zu müssen. Ebenso ist die regelmäßige Zufuhr von Mineralien, Spurenelementen und Vitaminen auf Dauer unverzichtbar.

Fasten ist, wenn es über längere Zeit durchgeführt wird, mit durchaus beträchtlichen gesundheitlichen Risiken bis hin zu Todesfällen verbunden und damit nicht zu empfehlen.

Wissenschaftlich fundierte Diäten berücksichtigen die Erfordernisse des Organismus an eine Mindestnahrungszufuhr. Bei extrem eingeschränkten Diäten (sogenannte VLCD = *very low calorie diets*), bei denen weniger als 800 kcal pro Tag zugeführt werden, reichen die dann noch verfügbaren Speisen für diesen Mindestbedarf nicht mehr aus. Die benötigten Eiweiße, Mineralien, Spurenelemente und Vitamine müssen in künstlichen Präparationen der Nahrung zugefügt werden. *Formuladiäten* bestehen ausschließlich aus solchen Nährstoffpräparationen und verzichten vollständig auf „normale" Nahrungsbestandteile. Die Anforderungen an die Qualität dieser Präparationen sind sehr hoch und müssen streng kontrolliert werden.

Auch bei weniger strikten Diäten (LCD = *low calorie diets*), mit einem Kilokaloriengehalt von 800 bis 1200 kcal bestehen hohe Ansprüche an die Zusammensetzung der Nahrung. All diese Diäten sollten zeitlich auf vier bis sechs Wochen begrenzt bleiben und ärztlich überwacht werden. Sie sind lediglich dazu geeignet, einen initialen, schnellen Gewichtsverlust zu Beginn der Adipositastherapie zu erzielen.

Langfristige Erhaltungstherapie sollte dagegen auf einer *ausgewogenen Mischkost* basieren, die in ihrem Energiegehalt über 1200 kcal liegt. Für alle Gewichtsabnahmekuren gilt, daß wegen des hohen Anfalls an Zellabbauprodukten die Nierenfunktionsfähigkeit bedroht ist: eine *Flüssigkeitszufuhr* von 2 bis 2,5 Liter sollte deshalb immer gewährleistet sein.

Eine sinnvolle Umstellung der Ernährung betrifft die Nahrungszusammensetzung: Gerade die Übergewichtigen decken einen erheblichen Anteil ihres Kalorienbedarfs aus Nahrungsfetten. Nicht selten liegt der Fettgehalt der Ernährung über 50 % des Kaloriengehaltes, im bundesrepublikanischen Durchschnitt immer noch bei über 40 %. Ernährungsphysiologisch sinnvoll sind allenfalls 30 %. Eine Herabsetzung des Fettgehaltes der Nahrung ist besonders aus zwei Gründen sinnvoll: Sättigung ist wesentlich ein Effekt des Kohlenhydratgehaltes von Mahlzeiten, d. h., bei fetten Mahlzeiten wird eine größere Kalorienmenge bis zur Sättigung gegessen. Darüber hinaus können Kohlenhydrate nur begrenzt in Körperfett umgewandelt werden; Kalorienüberschuß aus Kohlenhydraten muß verbrannt werden und kann nur zu einem kleinen Teil als Fettgewebe abgelagert werden.

Medikamentöse Therapie –
Die Suche nach dem Ausweg aus dem Dilemma
Seit mehr als 50 Jahren sind Pharmaka bekannt, die den Appetit deutlich mindern. Die ersten sogenannten *Appetitzügler* gehörten zur Klasse der *Amphetamine,* d. h., es waren Medikamente, die über die vermehrte Freisetzung von Adrenalin und Noradrenalin wirken und damit den Körper in einen

künstlichen Streßzustand versetzen Die Amphetamine wirken stimulierend und leistungssteigernd. Über hypothalamische Rezeptoren mindern sie den Appetit und führen damit zu einer deutlichen Gewichtsabnahme.

Die Nebenwirkungen sind zahlreich; die Appetitzügler sind pharmakologisch identisch mit Aufputschmitteln bzw. mit „Weckaminen", die ein ganz erhebliches Mißbrauchspotential als Dopingmittel oder Suchtstoffe haben, sie führen darüber hinaus zu einer erheblichen Herz-Kreislauf-Belastung.

Eine andere Klasse von Appetitzüglern wirkt über die Aktivierung von Serotoninrezeptoren im Hypothalamus. *Fenfluramin* (Ponderax®) und *Dexfenfluramin* (Isomeride®) haben ein anderes, doch nicht minder bedrohliches Nebenwirkungsspektrum. Wegen mehrfach beschriebenen Fällen von Herzklappenschäden und pulmonal-arterieller Hypertonie (Verengung der Lungengefäße mit entsprechender Herzbelastung) wurden auch sie inzwischen vom Markt genommen.

Die Forschung bemüht sich, das immer weiter wachsende Wissen über die Regulation von Nahrungsaufnahme und Körperfettmassen zu nutzen, um neue Medikamente zu entwickkeln. *Sibutramin* (Reductil®) ein Wiederaufnahmehemmstoff von Noradrenalin und Serotonin führt ebenfalls zu einer Minderung des Appetits und damit zu einer geringeren Nahrungsaufnahme. Ob hiermit längerfristige Erfolge zu erzielen sind oder ob die auch hierbei beobachteten Nebenwirkungen, wie Erhöhung des Blutdrucks und Beschleunigung des Herzschlags, nicht letztlich mit zu hohem gesundheitlichem Risiko verbunden sind, kann noch nicht abschließend beurteilt werden.

Orlistat (Xenical®) ist ein Medikament, das das fettspaltende Verdauungsenzym „Lipase" hemmt und damit die Aufnahme von Fetten in den Körper behindert. Dies führt bei längerfristiger Einnahme zu einer mehr oder minder deutlichen Gewichtsabnahme. Allerdings leiden die mit Orlistat behandelten Menschen immer dann unter erheblichen Bauchbeschwerden mit Krämpfen, Durchfällen und Fettstühlen, wenn sie mit der Nahrung vermehrt Fette aufnehmen. Damit erzieht dieses Medikament zu einer Ernährungsweise, wie sie ohnehin für Übergewichtige empfehlenswert ist. Ein etwas anderes Prinzip wird mit der Verwendung von Nahrungsmittelzusätzen verfolgt, die ähnlich wie Fett schmecken, jedoch unverdaulich sind oder im wesentlichen aus Kohlenhydraten bestehen.

Die Transmittersubstanz *Neuropeptid Y* wirkt sehr stark hungerauslösend. Unter ihrer Einwirkung wird in der Muskelzelle weniger Fett und eher Zucker verbrannt. Hemmstoffe gegen Neuropeptid Y, die gegenwärtig getestet werden, haben theoretisch einen günstigen Effekt auf den Muskelstoffwechsel und mindern gleichzeitig den Appetit.

Leptin wird entsprechend der Menge an eingelagertem Fett in den Fettzellen produziert und ausgeschüttet. Es führt zu einer Hemmung der Nahrungsaufnahme. Bei Übergewichtigen finden sich im Blut große Mengen an Leptin, ohne daß dadurch die künftige Nahrungsaufnahme gemindert wäre. Pharmakologische Entwicklungen, die sich dieses Prinzips bedienen, müssen sich mit der bei Übergewichtigen verminderten Aufnahme des Leptins in das Gehirn und der damit zu geringen Konzentration am Wirkort beschäftigen.

In Anbetracht des begrenzten Erfolges aller bisherigen Therapien der Adipositas sind die Hoffnungen auf neue Entwicklungen der Pharmaindustrie groß. Effektive Medikamente könnten für die große Masse der Übergewichtigen ein Ausweg aus dem Dilemma frustraner Therapieversuche sein. Andererseits bergen Medikamente mit dem Potential, das Körpergewicht zu manipulieren, in einer Gesellschaft, die das Idealgewicht eines akzeptierten Körpers immer weiter schrumpfen läßt, ganz erhebliche Gefahren des Mißbrauchs.

Interventionelle und chirurgische Therapie –
Radikale Lösungen für ein gewichtiges Problem
Massives Übergewicht gefährdet die Gesundheit erheblich. So liegt es nahe, auch an eine radikale, risikoreiche interventionelle (Eingriffe in den Körper ohne Skalpell) und chirurgische Therapie zu denken.

Die Entfernung von Fettgewebe durch Absaugung oder mit dem Skalpell ist zur Adipositastherapie nicht geeignet, da einem relativ hohem Risiko ein nur zeitlich begrenzter Nutzen gegenübersteht. So beschränken sich die Möglichkeiten auf Eingriffe, die die Funktion der Verdauungsorgane verändern.

Die Ausschaltung von Dünndarmschlingen zur Herabsetzung der Verdauungsleistung wird wegen der Schäden, die infolge dieser Operationstechnik regelmäßig eintreten, nicht mehr vorgenommen. Gegenwärtig wird vorwiegend versucht, die Reservoirfunktion des Magens zu verändern. Durch das endoskopische Einsetzen eines Magenballons soll schneller ein Sättigungsgefühl auftreten.

Das gleiche Ziel wird durch das *gastric banding* verfolgt; mit Hilfe eines elastischen Silikonbandes oder mit chirurgischen Nähten wird unterhalb der Speiseröhre ein etwa 60ml großes Reservoir angelegt, das die Nahrungsmenge pro Mahlzeit begrenzt.

Auch bei den letztgenannten Verfahren muß dauerhaft eine Diät eingehalten werden, um den verkleinerten Magen nicht zu überlasten. Zur Zeit sind die operativen Therapieverfahren zwar erfolgreich, wegen des doch beträchtlichen Eingriffs in die normale Körperfunktion aber nur für eine kleine Gruppe verzweifelter Fälle geeignet und keineswegs eine Therapiealternative für die breite Masse.

Körperliche Aktivität –
Verbrennung der Vorratsfette im arbeitenden Muskel
Die Energiebilanz kann durch Verminderung der Kalorienzufuhr, aber auch durch Erhöhung des Kalorienverbrauchs durch vermehrte körperliche Aktivität erreicht werden. Der Gewichtsverlust, der sich kurzfristig durch Muskelarbeit erzielen läßt, ist eher gering. Der Brennwert eines Kilos Körperfetts, also etwa 7 000 kcal, reicht aus, um etwa fünf Stunden lang oder etwa 70 km weit zu joggen.

Der unmittelbare Anstieg des Energieverbrauchs ist nicht der wesentliche Beitrag körperlicher Aktivität. Auch wenn das Gewicht nicht verändert wird, führt zunehmende Muskeltätigkeit zu einer günstigen Beeinflußung der Risikofaktoren kardiovaskulärer Erkrankungen. Durch Ausdauer- und Kraftsport werden die Speicher im Fettgewebe mobilisiert. Training führt zum Aufbau von Muskelgewebe und damit zu einem dauerhaft erhöhten Energieverbrauch.

Körperliche Aktivität ist der beste Einzelprädiktor für den langfristigen Erfolg von Gewichtsabnahme. Dabei erweist es sich als sinnvoller, jeden Tag das Aktivitätsniveau anzuheben, als wenige Male pro Woche exzessiv sportlich tätig zu sein.

Flankierende Verhaltenstherapie

Das Problem des Übergewichts läßt sich entgegen den Versprechungen der Werbung und den Hoffnungen der Betroffenen nicht kurzfristig durch Diäten oder Pillen lösen. Eine langfristige Änderung des Eßverhaltens und des Ausmaßes körperlicher Betätigung ist Voraussetzung des Erfolgs. Sowohl bei der Ernährung als auch bei der körperlichen Aktivität sind Verhaltensbereiche betroffen, die einem lebenslangen, sich täglich wiederholenden Lernprozeß unterliegen und damit in hohem Maße zur Gewohnheit werden. Damit sind langfristige Änderungen nur schwer zu erreichen; ein zielgerichtetes, „therapeutisches" Vorgehen ist erforderlich. Kein langfristig wirksames Gewichtsabnahmeprogramm kann somit auf die mehr oder minder intensive Nutzung verhaltenstherapeutischer Techniken verzichten.

Die einfachsten Interventionen beziehen sich auf das Eßverhalten selbst, meist mit dem Ziel, die Nahrungsaufnahme zu verlangsamen. Einfachste Regeln sind die, nur kleine Bissen auf Gabel oder Löffel zu nehmen, jeden Bissen ausreichend zu kauen, erst hinunterzuschlucken und dann erst weiterzuessen oder gar zwischen den Bissen das Besteck zur Seite zu legen. Wenn auch die Möglichkeiten der Selbstkontrolle so erhöht werden, ist die Wirksamkeit solcher Maßnahmen begrenzt. Einer Anwendung sollte die Analyse des individuellen Eßverhaltens vorangehen.

Externalität, also die vermehrte Abhängigkeit der Nahrungsaufnahme von Außenreizen kennzeichnet die Ernährung vieler Übergewichtiger (s. Kap. II). Man kann sich das Setzen externer Stimuli zur Steuerung der Nahrungsaufnahme zunutze machen, um damit Eßverhalten zu regulieren. *Stimuluskontrolle* kann sich beispielsweise auf die Umgebungsbedingungen der Nahrungsaufnahme (nur an einem bestimmten Tisch oder in einem bestimmten Raum essen) oder die Art der Vorratshaltung (nie den Kühlschrank füllen, mit Speisen, die unmittelbar verzehrt werden können) beziehen.

Verhalten wird dann aufrechterhalten und gelernt, wenn die kurzfristigen Folgen positiv sind, in der Terminologie der Lerntheorie also „verstärkt" werden. Die langfristigen Folgen sind für das Lernen und Ändern von Verhalten von untergeordneter Bedeutung. Während die langfristigen Folgen von Nahrungsrestriktion bei Übergewichtigen außerordentlich positiv wären, sind es die kurzfristigen eindeutig nicht. Nahrungsaufnahme und die damit verbundene Stillung des Hungers ist ein außerordentlich wirksamer Verstärker. Das Dilemma besteht darin, daß übermäßiges Essen durch diesen Verstärker aufrechterhalten wird. Um ein alternatives, günstigeres Eßverhalten aufbauen zu können, werden verschiedenste Techniken der *Selbstkontrolle* eingesetzt. Das geänderte Eßverhalten muß immer wieder selbst beobachtet und verstärkt werden. Hierzu dienen Eßprotokolle, Gewichtskurven, Verträge und Belohnungen, die vorher festgesetzt wurden. Ziel ist es, sich immer wieder selbst für die Änderung des Eßverhaltens kurzfristig zu verstärken. Die Teilnahme an *Gruppentherapien* kann über die soziale Unterstützung die Änderung des Eßverhaltens nachhaltig fördern.

Fehlende Bestätigung und soziale Diskrimierung beeinträchtigen das Selbstwertgefühl der Übergewichtigen und führen über soziale Isolation und Depression zur Verfestigung ungünstiger Lebensumstände. *Selbstsicherheitstraining* ist für viele Übergewichtige eine wichtige Ergänzung der Therapie. Nicht selten bestehen individuelle, emotionale Störungen, die ihrerseits zur Störung des Eßverhaltens beitragen. In solchen Fällen müssen die Therapieprogramme durch eine *Einzeltherapie* ergänzt werden.

Wesentliche Aufgabe verhaltenstherapeutischer Techniken ist die *langfristige Aufrechterhaltung von geändertem Eßverhalten und vermehrter körperlicher Aktivität* mit dem Ziel, die erzielte Gewichtsreduktion zumindest zu halten oder besser noch über lange Zeit kontinuierlich abzunehmen. Bei einer Vergleichsstudie von Übergewichtigen, die über lange Zeit erfolgreich abgenommen haben, mit solchen, denen dies nicht gelungen ist, war ein möglicherweise entscheidender Unterschied der, daß die Erfolgreichen zu 90 % Techniken der *Selbstkontrolle* fortgesetzt hatten, während dies bei den Nicht-Erfolgreichen nur zu 50 % der Fall war.

Das, was Übergewichtige als Rückfall definieren, sind in etwa zwei Drittel der Fälle Eßanfälle, bei denen mehr als 2 000 kcal innerhalb kurzer Zeit gegessen werden. Als Auslöser lassen sich drei Gruppen von Problemsituationen unterscheiden: emotional belastende Situationen, Langeweile und verlockende Mahlzeiten. Die Übergewichtigen sollten therapeutisch auf diese Situationen vorbereitet werden.

Telefonkontakte oder *booster-sessions* (im Abstand von mehreren Monaten), bei denen therapeutische Fortschritte konsolidiert und vertieft werden oder im Alltag entstandene Probleme besprochen werden, können erheblich zu einer Verbesserung der Langzeiteffekte beitragen. Sinnvoll ist auch die Teilnahme an Selbsthilfegruppen, die in ähnlicher Weise die Verhaltensänderungen stützen und beratend begleiten können.

2. Gewichtsreduktion durch Regulation des Eßverhaltens – ein anderer Ansatz

Reduktionsdiäten führen zur Restriktion, d. h., die Therapie besteht darin, weniger zu essen als die körpereigenen Regulationsmechanismen vorgeben. Natürlich reagieren nicht alle Übergewichtigen auf diese Restriktion mit Eßstörungen; andererseits liegt die Vermutung nahe, daß die Häufung von binge eating die Folge einer frustrierenden diätetischen Einschränkung ist.

In einigen psychosomatischen Kliniken, die sich auf die Behandlung von Eßstörungen spezialisiert haben, wie z. B. die Klinik Roseneck in Prien am Chiemsee, werden deswegen die Prinzipien der stationären Eßstörungstherapie auch bei Übergewichtigen angewandt. Auf diätetische Einschränkungen des Eßverhaltens wird nicht nur verzichtet, sondern das wesentliche Prinzip der Therapie ist die *Wiederherstellung der natürlichen Regulation der Nahrungsaufnahme durch Hunger und Sättigung* bei gleichzeitiger klarer zeitlicher Regelung der Mahlzeiten. Diese Therapie ist eingebunden in ein verhaltensmedizinisches Therapieprogramm. Hier werden auch individuelle Störeinflüße auf das Eßverhalten analysiert und bearbeitet. Bis auf das gleichzeitig stattfindende intensive Bewegungsprogramm unterscheidet sich die Therapie in ihren Standardelementen nicht wesentlich von der Therapie für Anorexie- und Bulimiekranke.

Adipositas – ein Problem ohne Lösung?
Übergewicht und seine Folgeerkrankungen können ohne Übertreibung als eines der größten gesundheitlichen Probleme der Überflußgesellschaften bezeichnet werden. Trotzdem und trotz einer intensiven, jahrelangen weltweiten Forschung auf diesem Gebiet kann bisher keine Therapie für sich beanspruchen, das Problem wirklich zu lösen. Vermutlich liegt das daran, daß hier etwas behandelt wird, was im eigentlichen Sinne keine Krankheit ist. Jahrtausendelang war der menschliche Organismus mit den Charakteristika, die ihn heute zum Übergewicht prädisponieren, bestens gerüstet. Erst das Nahrungsangebot im Überfluß führt zu den bekannten medizinischen Problemen.

Ohne Einschränkungen ist allen Übergewichtigen *körperliche Aktivität* dann zu empfehlen, wenn nicht medizinische Gründe durch Gelenkabnutzung oder bereits eingetretene Herz- oder Kreislauferkrankungen entgegenstehen. Die Umsetzung dieser Empfehlung ist jedoch nicht einfach und scheitert häufig an Motivationsproblemen, an Schmerzen im Bewegungsapparat und an ungünstigen Umgebungsbedingungen.

Alle *Diätprogramme* können auf kurzfristige Erfolge verweisen. Aus guten physiologischen Gründen sind Menschen nur ausnahmsweise in der Lage, diätetische Restriktion langfristig aufrechtzuerhalten. Überprüft man den Effekt von Diäten nach mehreren Jahren, so findet man eine fast unüberwindliche Tendenz, das ursprüngliche Gewicht wiederherzustellen. Die langfristigen Mechanismen der Regulation des Körpergewichts sind offensichtlich unseren Möglichkeiten, die Nahrungszufuhr zu manipulieren, überlegen. Diäten sind gleichwohl billig und überall leicht verfügbar. Man braucht kein Prophet zu sein, um vorherzusagen, daß sie trotz aller berechtigten Kritik weiterhin angewendet werden.

Die *verhaltenstherapeutischen Standardtechniken* sollten möglichst breit angewendet werden; sie sind mit allen anderen Therapieformen kombinierbar.

Stationäre verhaltensmedizinische Programme sind dagegen teuer und nur für wenige verfügbar. Nach gegenwärtigem Kenntnisstand wird man sie vor allem denjenigen Patienten empfehlen, die in Verbindung mit dem Übergewicht ein gestörtes Eßverhalten aufweisen oder bei denen psychische Störungen einen kausalen Bezug zum Übergewicht haben.

Chirurgische Therapie und gegenwärtig auch noch die eingeschränkten Möglichkeiten der *medikamentösen Therapie* sind für speziell gelagerte Problemfälle vorzusehen.

Wenn auch die statistische Wahrscheinlichkeit für eine erfolgreiche Adipositastherapie nur gering sind, so ist dauerhafte Gewichtsabnahme doch nicht unmöglich. Voraussetzung dürfte sein, nicht nur die möglichst rasche Beeinflussung des Gewichts als Ziel anzusehen, sondern sich klar zu machen, welche Faktoren im Einzelfall zum Übergewicht geführt haben: Liegt eine erbliche Belastung vor, besteht Bewegungsmangel, haben emotionale Probleme zur Gewichtszunahme geführt, ist das Eßverhalten gestört oder ist die Nahrungszusammensetzung ungünstig? Erst nach einer eingehenden Problemanalyse sollte man aus den zur Verfügung stehenden Therapiemodalitäten die geeigneten wählen.

Literatur

Die jeweils neuesten wissenschaftlichen Originalarbeiten zum Thema finden sich, neben den internationalen psychiatrischen und psychotherapeutischen Fachzeitschriften, vor allem im „International Journal of Eating Disorders", John Wiley & Sons, New York, Chichester, Brisbane.

Das wissenschaftliche Standardwerk mit kurzen und kompetenten Kapiteln zu allen wesentlichen Aspekten der Eßstörungsthematik ist das Handbuch von Brownell K.D., Fairburn Ch.G. (Hrsg.): Eating Disorders and Obesity. A comprehensive Handbook. Guilford Press/New York/London 1995.

Therapiemanuale für Betroffene

Bauer, B.G., Anderson, W.P., Hyatt, R.W.: *Bulimie. Eine Behandlungsanleitung für Therapeuten und Betroffene.* Psychologie Verlags Union, Weinheim 1992 (Bulimie. Book for Therapists and Client. Accelerated Development Inc. Publishers, Muncie/Indiana 1992)

Cooper, P.J.: *Bulimia Nervosa. A guide to recovery.* Robinson Publishing, London 1993

Fairburn, Ch.: *Overcoming binge eating. A new scientifically based programm.* Guilford Press, New York/London 1995

Leibl, C., Leibl, G.: *Schneewittchens Apfel. Eßstörungen und was sich dagegen tun läßt.* Herder, Freiburg/Basel/Wien 1996

Orbach, S.: *Antidiätbuch I.* Frauenoffensive, München 1981

Orbach, S.: *Antidiätbuch II.* Frauenoffensive, München 1984

Schmidt, U.,Treasure J.: *Die Bulimie besiegen.* Campus, Frankfurt a.M./ New York 1996

Schnebel, A., Bröhm, P.: *Sprechstunde Bulimie.* Gräfe und Unzer, München 1996

Wise, K.: *Wenn Essen zum Zwang wird. Wege aus der Bulimie.* PAL-Verlag, Mannheim 1992

Allgemeinverständliche Übersichtsliteratur

Battegay, R.: *Die Hungerkrankheiten. Die Unersättlichkeit als krankhaftes Phänomen.* H. Huber, Bern/Stuttgart/Wien 1982

Bruch, H.: *Das verhungerte Selbst. Gespräche mit Magersüchtigen.* S. Fischer, Frankfurt a.M. 1990

Bruch, H.: *Der Goldene Käfig. Das Rätsel der Magersucht.* S. Fischer, Frankfurt a.M. 1980

Diedrichsen, I.: *Ernährungspsychologie.* Springer, Heidelberg 1990

Gniech, G.: *Essen und Psyche – über Hunger und Sattheit, Genuß und Kultur.* Springer, Heidelberg 1995

Habermas, T: *Heißhunger. Historische Bedingungen der Bulimia nervosa.*
S. Fischer, Frankfurt a.M. 1990

Harris, M.: *Wohlgeschmack und Widerwillen – Die Rätsel der Nahrungs-tabus.* Klett-Cotta, Stuttgart 1988

Logue, A.W.: *Die Psychologie des Essens und Trinkens.* Spektrum, Heidelberg 1995

Vandereycken, W., van Deth, R., Meermann, R.: *Hungerkünstler, Fastenwunder, Magersucht. Eine Kulturgeschichte der Eßstörungen.* Biermann, Zürich 1990

Kontaktadressen und therapeutische Einrichtungen

Die beiden Internetadressen *www.anorexia.de* und *www.bulimia.de* bieten eine Vielzahl von Informationen und Adressen.

Selbsthilfeorganisationen (Auswahl)

ANAD e.V., Psychosoziale Beratungsstelle bei Eßstörungen,
    Seitzstr. 8, D-80538 München, Tel. (089) 24239960

Anonyme Eßsüchtige Interessengemeinschaft e. V. (OA),
    Postfach 106 206, 28062 Bremen, Tel. (0421) 327224

CINDERELLA München, Aktionskreis für Eß- und Magersucht e.V.,
    Westendstr. 35, D-80339 München, Tel. (089) 5021212

Dick & Dünn e.V., Beratungszentrum bei Eßstörungen,
    Innsbrucker Str. 25, D-10825 Berlin, Tel. (030) 8544994

KESS-NRW, Kontakt- und Behandlungszentrum bei Eßstörungen,
    Gladbacher Str. 62, D-40219 Düsseldorf, Tel. (0211) 335044

Dick & Dünn e.V., Kontakt und Beratung bei Eßstörungen,
    Hallerhüttenstr. 6, D-90461 Nürnberg, Tel. (0911) 471711

„Die Boje in Billstedt", Beratungstelle für suchtgefährdete junge Erwachsene, Möllner Landstr. 61, D-22117, Hamburg, Tel. (040) 7314949

Die Brücke e.V., Eßstörungstherapie, Neue Große Bergstr. 20,
    D-22767 Hamburg, Tel. (040) 4504483

Eß-o-Eß, Beratung für Frauen und Mädchen mit Eßstörungen,
    Kurt-Schumacher-Platz 5, D-24109 Kiel, Tel. (0431) 524241

Frankfurter Zentrum für Eßstörungen (gGmbH), Hansaallee 18,
    D-60322 Frankfurt, Tel. (069) 550176

Hamburger Zentrum für Eßstörungen, Bundesstr. 14,
    D-20146 Hamburg, Tel. (040) 4505121

KABERA e.V., Beratung bei Eßstörungen, Goethestr. 31,
    D-34119 Kassel, Tel. (0561) 701330

Kaskade, Beratung bei Eßstörungen e.V., Hanssenstr. 6,
    D-37073 Göttingen, Tel. (0551) 486905

Netzwerk Eßstörungen, Fritz-Pregel-Str. 5, A-6020 Innsbruck,
Tel. (0043/512) 576026
SpeckDrum e.V., c/o Christine Best, Mainstr. 42, 55118 Mainz,
Tel. (06131) 618749
Waage e.V., Eimsbütteler Str. 53, D-22769 Hamburg, Tel. (040) 4914941

Therapeutische Einrichtungen (Auswahl)

In Deutschland

Fachambulanz für Eßstörungen der Caritas, Dachauer Straße 29/III,
80335 München
Kinderklinik und Poliklinik der TU München, Krankenhaus Schwabing,
Kölner Platz 1, D-80804 München
Klinik am Korso, Ostkorso 4, D-32545 Bad Oeynhausen
Klinik und Poliklinik für Kinder- und Jugendpsychiatrie,
Universitätsklinik, Goetheallee 12, D-01309 Dresden
Max-Planck-Institut für Psychiatrie, Tagesklinik für Eßstörungen,
Schleißheimer Str. 267, D-80809 München
Medizinisch-Psychosomatische Klinik, Birkenweg 10,
D-24576 Bad Bramstedt
Medizinisch-Psychosomatische Klinik Roseneck, Am Roseneck 6,
D-83209 Prien/Chiemsee
Pathways-Therapeutische Wohngemeinschaft, Pilotystr. 6,
D-80538 München
Psychosomatische Fachklinik, Kurbrunnen 12, D-67098 Bad Dürkheim
Psychosomatische Klinik, Schützenstr. 16, D-86949 Windach
Psychosomatische Klinik-Universität Heidelberg, Thibautstr. 2,
D-69115 Heidelberg
St. Barbara Krankenhaus-Klinik und Poliklinik für Kinder- und
Jugendpsychiatrie, Barbarastr. 2a–5, D-06110 Halle
Städtisches Krankenhaus Harlaching, Abteilung für psychosomatische
Medizin und Psychotherapie, Sanatoriumsplatz 2, D-81545 München

In Österreich

Allgemeines Krankenhaus der Stadt Wien-Universitätsklinik für
Psychiatrie,Währinger Gürtel 18–20, A-1090 Wien
Universitätsklinik für Kinder- und Jugendheilkunde, Anichstr. 35,
A-6020 Innsbruck

In der Schweiz

Psychiatrische Poliklinik, Inselspital Bern, CH-3010 Bern
Psychiatrische Poliklinik, Culmannstr. 8, CH-8091 Zürich

Register

Abführmittel 52, 66, 79
-mißbrauch 49, 64, 68, 79 f., 89
Adipositas s. Übergewicht
Adrenalin 12, 35, 122
Affektive Störungen 38
Aldosteron 79
Alkoholmißbrauch 70, 72 f., 78, 87, 107
Amenorrhoe 47, 49, 63, 81, 106
Aminosäuren 11, 26, 28 f.
Amphetamine 122 f.
Angst(störung) 57, 72, 83, 85, 96
Angstreduktionsmodell 83 ff.
Anorexia nervosa 7, 11, 22, 24, 29 ff.,
    38, 42, 45, 47, 49–65, 67 f., 70 f.,
    73 f., 77 f., 81, 82–107, 118, 129
    atypische – 47
Antidepressiva 103 f.
Anti-Diät-Konzept 91
Appetitzügler 46, 49, 66, 122 f.
Bedingungsanalyse 85
binge eating 7, 45 ff., 49, 52, 66, 68 ff.,
    74, 78, 82, 84, 98, 104, 110 f., 128
binge-eating-disorder 47, 111 f.
Bluthochdruck 112 ff.
Body-mass-Index (BMI) 20 ff., 49, 91,
    108 f., 112, 116
Boerhaave-Syndrom 79
booster-sessions 127 f.
Borderline-Persönlichkeitsstörung 74
Broca, Paul 20
Broca-Index 20
Bulimia nervosa 7, 24, 30 f., 35, 42, 54,
    58, 61 f., 66–107, 118, 129
    atypische – 47
    bulimischer Typus 49
Cafeteria-Diäten 18
Calcium 12
-mangel 64
Chirurgische Therapie 124 f., 130
Cholesterin 63, 112
Cholezystokinin 26, 29
Cloninger, Robert 57
Corticotropin Releasing Hormon
    (CRH) 56
Cortisolspiegel 63
Depression 28, 53, 57, 69, 71 f., 103 f.,
    107, 117, 127

Diabetes mellitus 112, 114
Diabeteseinstellung 119
Diagnostik 44 ff., 49 ff., 61
Diäten 7, 41, 51, 68, 84, 91, 109, 125,
    130
    LCD (low calorie diets) 122
    VLCD (very low calorie diets) 121
Diätetische Restriktion 15, 32, 35, 130
Diätgrenze 32
Diätprodukte 7, 41, 52
Diätrichtlinien 120
Dickens, Charles 113
Disinhibition 32
Diuretika 66, 79 f.,
    -mißbrauch 49, 64, 68, 89
Drogenmißbrauch 70, 87, 107
Dünndarmschlingen 125
Einsparendes Essen s. restrained eating
Einzeltherapie 127
Eiweiße 9, 11, 14, 39, 121
emotional eating 36
Emotionaler Streß 35 f.
Endorphine 36, 56
Energie 10, 27 f., 119, 121
Energiebedarf 11 f.
Energiebilanz 52, 119
Energieverbrauch 16, 46, 63
Entspannungstechniken 98 ff.
Epidemiologische Untersuchungen 20,
    22, 59 f., 116
Erbanlage s. genetische Veranlagung
Erbrechen, selbstinduziertes 46, 49, 52,
    62, 68 f., 74, 78 f., 82 f., 85, 98
Erkrankungsrisiko 55
Eßanfälle s. binge eating
Essenspläne 95
Eßprotokolle 92 f., 127
Exsikkose 64, 79
Externalitätshypothese 34
Familienpsychologie 58 f.
Familientherapie 87, 101
Fasten 46, 70, 120
Feedbackmechanismus 15
Feministische Perspektive 42 f., 70
Festungsfamilie 59
Fette 9 f., 27, 39, 45, 49, 52, 91, 123
Fettgewebe 15 ff., 63, 114 f., 125

Fettstoffwechselstörungen 112, 114, 119
Flüssigkeitsverlust s. Exsikkose
Flüssigkeitszufuhr 122
Formuladiäten 121
Freßanfälle s. binge eating
Freß-Brech-Sucht s. Bulimia nervosa
Frustrationstoleranz 58, 73
Galaktose 9
Garner, David 118
gastric banding 124
Gegenregulation 15 f., 84, 118
Genetische Veranlagung 13 f., 16, 55 f., 71, 85, 106, 115
Genotyp 13
Gewichtskurven 118, 127
Gewichtsreduktion 49, 118 ff., 123, 128
Gewichtsregulation 13 ff., 45 f., 70, 91, 109, 124, 129
Gewichtsverteilung 18, 108
Gewichtszunahme 16 f., 27 f., 46, 49, 51 f., 66, 80, 92, 95 f., 107, 109, 111, 115, 118
Gewichtszunahmeverträge 95, 97
Glukose 9 ff., 26, 29, 32, 35, 114 f., 121
Glykogen 10 f.
Grundumsatz 11 f., 15, 38, 63, 109, 119
Gruppentherapien 127
Gull, William W. 54
Heilungsraten 62
Heißhungerattacken s. binge eating
Heißhunger-Störung s. binge-eating-disorder
Herman, Peter 31, 35
Herzrhythmusstörungen 80, 112
Hoffmann, Heinrich 53
Homöostase 12 f., s. Regulationsmechanismen; Gewichtsregulation
Hungerkurve 30
Hungerzentrum s. Hypothalamus, dorsolateraler
Hyperphagie 16
Hypophyse 27, 54, 81
Hypothalamus 12, 15, 27 ff., 63, 123
ventromedialer – 27
dorsolateraler – 28
Ich-Psychologie 58 f.
Idealgewicht 20, 124
Impulskontrollstörungen 73 f.
Indifferenzzone 31 f.
Insulin 26, 28 f., 114 f.

Insulinwirksamkeit 119
Interaktionelles Streßmodell 84 f.
Interpersonale Psychotherapie (IPT) 86 f.
Interventionelle Therapie 124
Inzidenzrate 61, 77
Jo-jo-Effekt 109
Kachexie 63, 88
Kalium 12, 90
-mangel 80, 89 f.
Kalorienbedarf 11 f., 90 f., 122
Kalorienverbrauch 52, 109, 125
Kardiovaskuläre Erkrankungen 112, 114, 126
Karies 79
Kohlenhydrate 9 ff., 14, 17 f., 28, 39, 45, 49, 52, 72 f., 91, 121 f.
Komorbidität 57, 71 ff.
Konfliktbewältigung 54
Konzentrationsstörungen 78, 90, 113
Körperliche Aktivitäten 14, 46, 52, 120, 126, 128 f.
Körperschemastörung 46, 49, 103
Körperwahrnehmung 93 f., 100
Krankheitseinsicht 82
Krankheitsgewinn, sekundärer 58
Krankheitsverlauf 78
Krebserkrankungen 112 f.
Künstliche Ernährung 88 f.
Lasègue, Ernest Charles 53
Laxantien s. Abführmittel
Lebenserwartung 20, 108 f., 119
Leibel, Rudolph 15
Leidensdruck 82
Leistungssport 36 f., 60, 106
Leptin 15, 27, 29, 124
Limbisches System 27
Lipase 123
Lipostat 15
Magenentleerung 26
Magenkontraktion 26
Magersucht s. Anorexia nervosa
Mallory-Weiss-Syndrom 79
Metabolisches Syndrom 114 f., 119
Minnesota-Studie 37
Mortalitäts(kurve) 22, 61
Nahrungsmittelallergie 107
Naloxon 36, 105
Neuroleptika 103
Neuropeptid Y 123
Noradrenalin 12, 35, 72, 122

135

Normalgewicht 16, 18 f., 49, 63, 108, s. a. Body-mass-Index; Broca-Index
Obstipation s. Verstopfung
Ödeme 38, 79 f., 113
Orlistat 123
Osteoporose 64 f., 90
overeaters anonymous 72
Oxytocin 56
Perfektionismus 56
Persönlichkeitsstörung 74, 87
Phänotyp 13
Pica 48
Pickwicksyndrom 113
Pille 65
Polivy, Janet 31, 35
Prävalenz(rate) 37, 61, 77
Problemzonen 46
Prognose 62, 76, 78
Pseudo-Bartter-Syndrom 80
Psychoanalyse 54, 58
Psychopharmaka 82
Psychotherapie 82, 90
Purging(-Verhalten) 46, 49, 67
Reduktionsdiäten 120, 128
Refluxösophagitis 79
Regression 58
Regulationsmechanismen 12, 24 ff., 44, 111, s. a. Gewichtsregulation; Homöostase
Regurgitation 69
restrained eating 7, 45, 52
Restriktive Diäten/Essen 73 f., 82, 111
Restriktiver Typus 49
Rollenkonflikte 43
Rückfälle 62, 104 f., 128
Rückfallprophylaxe 92, 105
Ruminationsstörung 48
Russell, Gerald 70
Sättigungskurve 30
Sättigungszentrum s. Hypothalamus, ventromedialer
Schilddrüsenhormone 12, 63
Schlaf-Apnoe-Syndrom 113
Schlaganfall 112
Schlankheitsideal 7 f., 40 ff., 58, 74, 99
Schönheitsideal 40 f.

Selbsthilfegruppen 102, 128
Selbstkontrolle 127
Selbstsicherheit 98 f.
Selbstsicherheitstraining 127
Selbstwahrnehmung 46, 49, 66, 93 f., 106
Sertonin 28, 56 f., 71, 93 f., 103 f.
Set-point-Theorie 14 ff., 91
Sexueller Mißbrauch 55, 75 ff., 83
Sialadenose 79
Simmonds, Morris 54
Sollgewicht 14 f.
Soziale Kompetenz 98 f.
Sozialstatus 40 f., 59 f., 62, 116
Spannungsreduktion 82, 84, 98
Sport 52, s. a. Körperliche Aktivitäten; Leistungssport
Stationäre Behandlung 88 f., 130
Stoffwechsel 11, 15 f., 19, 26, 81, 115, 120 f.,
Streß 84
Systemische Therapien 100 f.
Systemtheorie 58
Teufelskreis 70, 74, 84, 117
Therapeutische Tische 94 f.
Therapeutische Wohngemeinschaften 102
Therapiemotivation 82 ff., 90, 95 f.
Therapieziel 95
Thrombosen 113
Tiefenpsychologie 58, 87
Traubenzucker s. Glukose
Übergewicht 8, 15 ff., 19, 22, 31 f., 36, 45, 108–130
Untergewicht 8, 19, 22, 45, 57, 92
Vasopressin 56
Verbotene Nahrungsmittel 52, 69, 91
Verhaltenstherapie 83 ff., 125, 130 kognitive – 61, 78, 84
Verstopfung 63, 78
Vitamine 64, 121
Zucker 9 f., 17, 52, 63, 72 f., 124
Zuckerkrankheit s. Diabetes mellitus
Zusatznahrung 97
Zwangssymptome 56 f.
Zwillinge 13, 55, 71